Carl-Auer

Brigitte Hüllemann

Einführung in die Traumatherapie

2019

Reihengestaltung: Uwe Göbel
Umschlag: Heiner Eiermann
Satz: Verlagsservice Hegele, Heiligkreuzsteinach
Printed in the Czech Republic
Druck und Bindung: FINIDR, s.r.o.

Product footprint CO_2 Neutral
NC-CFM-015258
www.nepcon.net

FSC
www.fsc.org
MIX
Papier aus verantwortungsvollen Quellen
FSC® C014138

Erste Auflage, 2019
ISBN 978-3-8497-0267-0 (Printausgabe)
ISBN 978-3-8497-8177-4 (ePUB)

Bibliografische Information der Deutschen Nationalbibliothek:
Die Deutsche Nationalbibliothek verzeichnet diese Publikation in der Deutschen Nationalbibliografie; detaillierte bibliografische Daten sind im Internet über http://dnb.d-nb.de abrufbar.

Informationen zu unserem gesamten Programm, unseren Autoren und zum Verlag finden Sie unter: **www.carl-auer.de**.

Wenn Sie Interesse an unseren monatlichen Nachrichten haben, abonnieren Sie den Newsletter unter http://www.carl-auer.de/newsletter.

Carl-Auer Verlag GmbH
Vangerowstraße 14 • 69115 Heidelberg
Tel. +49 6221 6438-0 • Fax +49 6221 6438-22
info@carl-auer.de

Inhalt

Vorwort

Ich glaube, dass die Krankheiten Schlüssel sind,
die uns gewisse Tore öffnen können.
Ich glaube, es gibt gewisse Tore,
die einzig die Krankheit öffnen kann.
Es gibt jedenfalls einen Gesundheitszustand,
der uns nicht erlaubt, alles zu verstehen.

(André Gide)

Ausgangspunkt jeder Traumatherapie ist die Not der Patienten. Traumatische Erlebnisse hinterlassen Spuren in unserem Geist, in unseren Emotionen und in unserem Körper. Sie beeinflussen unsere Fähigkeiten, Freude und Lust im Alltag erleben zu können. Sie können zu Depressionen, Angst-und Panikzuständen, zu Vermeidungsverhalten, Abschotten und sozialem Rückzug und zu vielerlei somatischen Beschwerden führen.

Die traumatischen Ereignisse stören dann sowohl die Beziehung des Patienten zu seinem Körper, seinem Geist und seiner Seele als auch die körperliche, geistige und seelische Beziehung zu den unmittelbar in seiner Nähe befindlichen Mitmenschen. Das Leben dieser Betroffenen gerät außer Kontrolle, viele glauben, so gestört zu sein, dass sie nicht wert seien, zur Gemeinschaft der Gesunden zu gehören, und manche haben Angst, verrückt zu werden oder zu sein.

Häufig scheuen sich die Patienten aufgrund von Schamgefühlen, Hilfe aufzusuchen, oder sie befürchten, für Lügner gehalten zu werden oder als psychisch krank zu gelten.

Manchmal haben die Patienten die Erinnerungen an die traumatischen Erlebnisse komplett aus ihrem Gedächtnis verdrängt, und erst sehr viel später tauchen Erinnerungsfragmente in Form von bedrohlichen Bildern, unangenehmen sensorischen Empfindungen und schrecklichen Gefühlen wieder auf, die dann auch mit körperlichen Schmerzen verbunden sein können. Mit großer Kraftanstrengung und viel Energieaufwand bewältigen sie ihren Alltag, und häufig wissen sie nicht, welches die Ursachen ihres beschwerlichen Lebens sind.

Oft werden sie erst spät einer spezifischen traumazentrierten Therapie zugeführt, und manch einer hat eine lange Odyssee von ärztlichen und psychologischen, ambulanten und stationären Therapien hinter sich.

Die Neurowissenschaften haben neben der Entwicklungspsychopathologie und der interpersonalen Neurobiologie viel zum Verständnis dessen beigetragen, wie sich Traumata auf das Gehirn auswirken und zu physiologischen und strukturellen Veränderungen führen. Wie wir heute wissen, muss das Gehirn des Traumatisierten sich neu organisieren, um das Überleben des Patienten zu sichern. Die Kampf-, Flucht- und Totstellreflexe unseres Stammhirns und limbischen Systems können beim kleinsten Anzeichen einer akuten Gefahr reaktiviert werden, gestörte Gehirnschaltkreise initiieren und die physiologischen Stressreaktionen des Körpers hervorrufen.

Der Zuwachs an Wissen hat das therapeutische Vorgehen beeinflusst. Wir können grundsätzlich drei Vorgehensweisen beschreiben:

- Wir können mit Reden und (Wieder-)Herstellen einer vertrauensvollen Beziehung zum Patienten erkennen und verstehen lernen, welche dramatischen Veränderungen sich in der inneren Welt des Betroffenen ergeben und seinen Körper beeinflusst haben, während die Erinnerungen an das erlebte Trauma verarbeitet werden (»Top-down«-Methode).
- Wir können Körpererlebnisse ermöglichen, die den Gefühlen der Hilflosigkeit und Ohnmacht, der Wut, des Hasses oder des völligen Zusammenbruchs entgegenwirken und ein anderes, positives Körpererleben ermöglichen (»Bottom-up«-Methode).
- Wir können Medikamente einsetzen, die der inneren Unruhe, Angst und Depression, den Stressreaktionen des Körpers entgegenwirken, und wir können technische Möglichkeiten anwenden (Neurofeedback oder magnetische Hirnstimulation), die die Organisation von Informationen im Gehirn zu verändern suchen.

Keiner der in diesem Buch vorgestellten Behandlungsansätze erhebt den Anspruch auf endgültige Heilung. Das Ziel der Therapie ist, dass die Betroffenen ihr Leben wieder in den Griff bekommen lernen, mit der Vergangenheit in der Gegenwart zu leben, und wenn es nur für einen begrenzten Zeitraum ist.

Die dargestellten Therapieformen sind nicht vollständig, es sind auch nicht alle existierenden Traumatherapiemodelle erwähnt, man möge der Autorin verzeihen. Es wurden diejenigen Therapiemodelle ausgesucht, die Ego-State-Therapie im Besonderen, mit denen die Autorin selbst ausführliche praktische Erfahrungen während ihrer langen klinischen Tätigkeit sammeln konnte.

Die in diesem Buch ausgewählte und erwähnte Literatur wird zum weiteren Studium empfohlen.

Die Aussagen der Patienten bzw. die Fallbeispiele sollen einen Einblick in die praktische Arbeit geben, die oft mühselig und energieraubend ist, aber dennoch viele schöne Momente bietet, Momente des Glücks und der Dankbarkeit, einer tiefen vertrauensvollen menschlichen Begegnung.

Der besseren Lesbarkeit halber wird in diesem Buch nur die jeweils männliche grammatische Form verwendet.

Brigitte Hüllemann
Bergen, im Oktober 2018

1 Was ist ein Trauma, eine posttraumatische Belastungsstörung?

»Es ist gleichsam so, als verdunkle sich mein Inneres, als gehe ich mit einer ungeheuer schweren Last ... Ich habe eine Empfindung, dass eine ungeheure Kraft an mir zerrt, mich zerreißt, von innen heraus auseinanderreißt ... Grässliche, grauenvolle Bilder tauchen in einem Durcheinander in mir auf ... Alles Licht von außen, jede Stimme, jedes Lachen und jeder Ton von dort, jede Farbe, jeder Blick und jede Berührung ... verwandelt sich in der endlosen Finsternis, in der alles erstarrt, erfriert und gleichsam zu Stein wird ... Alles in mir und um mich herum fühlt sich leer und ausgehöhlt an ... Mir ist, als stehe ich an einem Abgrund, der mich hinabzieht, mich verschlingen möchte, mich immer weiter entfernt von meinem Selbst ...
Wie unter Zwang möchte ich dann fortlaufen, ohne zu wissen, wohin, denn es gibt dann keinen Ort, an dem ich sein kann ... Ich habe das Gefühl, gänzlich zu versagen, weil ich diesen Zustand nicht unterbrechen kann. Ich schäme mich meiner Hilflosigkeit, meines Unvermögens, und ich fühle mich dann nur mehr wertlos und überflüssig ...

(Aus dem Brief einer 38-jährigen Patientin)

1.1 Symptome einer posttraumatischen Belastungsstörung (PTBS)

Die Bedeutung des Wortes »Trauma« und wie gesunde Menschen auf ein traumatisches Ereignis reagieren

Der Begriff »Trauma« ist griechischen Ursprungs und bedeutet »Verletzung«, »Wunde«. Eine traumatische Erfahrung beinhaltet, dass eine Situation, ein Ereignis oder eine Serie von schrecklichen Ereignissen für die Betroffenen extrem bedrohlich und überwältigend sind. Der Mensch erfährt dabei Gefühle von Ohnmacht und Hilflosigkeit, Alleingelassensein, Todesangst, Panik, manchmal auch Ekel und Scham. Häufig sind die Gefühle mit schmerzhaften körperlichen Beeinträchtigungen und unangenehmen sensorischen Wahrnehmungen verbunden.

Nicht immer muss das traumatische Ereignis eine *posttraumatische Belastungsstörung* nach sich ziehen. Dies ist abhängig von der Art des Ereignisses, vom kulturellen und sozialen Status des Betroffenen, vom Geschlecht und von der individuellen Empfänglichkeit eines Menschen, ein Trauma zu erleiden.

Gesunde Menschen reagieren auf traumatische Ereignisse mit »einem Aufschrei« (Fischer und Riedesser 2003), und sie brauchen Zeit, mit solch einer Erfahrung fertigzuwerden. Sie denken viel über die Situation nach, und immer wieder werden sie von schlimmen Gefühlen und auch körperlichen Schmerzen überfallen, die mit dieser Situation zu tun haben. Viele sind über einen längeren Zeitraum verunsichert, verwirrt und suchen nach Orientierung. Es gibt Phasen, in denen sie sich abschotten, in denen sie dichtmachen, von allem nichts mehr wissen wollen, sich abzulenken versuchen. Diese Phasen sind vorübergehend und dienen der Verarbeitung. Das traumatische Erleben wird danach als Information, Erfahrung verstanden und in die Lebensgeschichte integriert, und der Betroffene wird in Zukunft solche Erfahrungen zu meiden suchen.

G. Fischer und P. Riedesser (2003) haben in ihrem *Lehrbuch der Psychotraumatologie* drei Phasen eines natürlichen Traumaverlaufes beschrieben:

- *Schockphase* (Dauer: eine Stunde bis eine Woche): Diese Phase ist gekennzeichnet von Verwirrtheit, Unfähigkeit, sich an wichtige Daten zu erinnern. Noch vor psychologischen sind medizinische Maßnahmen notwendig (Kreislaufstützung, Schmerzbekämpfung). Menschen, die in einem Schockzustand sind, erkennt man an ihrer bleichen Hautfarbe, an ihrem schnellen Atem, am benommenen Blick. Ihre Orientierung kann gestört sein, und manche glauben, sich an einem anderen Ort zu befinden.
- *Einwirkungsphase* (Dauer: bis zu zwei Wochen): Die stärkste Erregung ist jetzt abgeklungen, doch die Betroffenen sind innerlich vom Ereignis noch voll in Anspruch genommen. Sie leiden unter Selbstzweifeln, Gefühlen von Hoffnungslosigkeit und Ohnmacht, und häufig treten Gefühle von Wut auf. Ihr Schlaf ist gestört, sie haben Albträume, leiden unter »Flashbacks«, Nachhallerinnerungen an das traumatische Ereignis, sind übererregt und vermehrt schreckhaft. Ihren Alltag belasten Gedächtnis- und Konzentrationsstörungen, mitunter auch depressive Gefühle. Doch all dies sind vorübergehende Symptome, auch wenn sie dem Erscheinungsbild einer posttraumatischen Belastungsstörung ähneln.

- *Erholungsphase* (Dauer: zwei bis vier Wochen): Das Interesse am normalen Leben kehrt jetzt wieder. Die Zukunftspläne werden wieder positiver, und Energien werden frei.

Symptome, die auf eine posttraumatische Belastungsstörung hindeuten

Wenn in den ersten Tagen und Wochen nach dem traumatischen Geschehen die Betroffenen sich nicht beruhigen können, sie in einem Zustand panischer Erregung verharren, wenn körperliche und/oder seelische Beschwerden bestehen, die vor dem Ereignis nicht vorhanden waren oder die sich seither verstärkt haben, ist die Wahrscheinlichkeit hoch, dass eine *posttraumatische Belastungsstörung* (PTBS – deutscher Sprachgebrauch), *Post-Traumatic Stress Disorder* (PTSD – angloamerikanischer Sprachgebrauch) vorliegt. Die Betroffenen erleben und reinszenieren nun fortdauernd das traumatische Ereignis im Alltag und in der Gegenwart als intrusive Erinnerungen, als Flashbacks oder Albträume. Das Wiedererleben ist mit starken, sie überflutenden Gefühlen von Angst und Schrecken, oft auch körperlichen Sensationen verbunden, so als befänden sie sich erneut in der traumatischen Situation. Folglich versuchen sie mit großem Energieaufwand, Gedanken und Erinnerungen an das oder die Ereignisse, an Aktivitäten, Situationen oder Menschen, die damit verbunden waren, zu vermeiden und zu verdrängen. Die betroffenen Personen befinden sich in einem Zustand vegetativer Übererregtheit, sind übermäßig schreckhaft und können nicht mehr schlafen.

Die posttraumatische Belastungsstörung ist das Resultat einer Neuorganisation des Gehirns

Die posttraumatische Symptomatik ist als ein Resultat der Neuorganisation des Gehirns zum Schutze der Patienten und als Überlebenshilfe zu verstehen. Bestimmte, vor allem ressourcenreiche Selbstanteile dieser Personen werden durch das Trauma nicht mehr aktiviert, oder ehemals verbundene Selbstanteile sind voneinander abgespalten (Maragkos u. Butollo 2006a, b).

Das Gehirn ist nicht mehr in der Lage, die lebensbedrohlichen Informationen auf eine neue Art miteinander zu verbinden. Die traumatischen Inhalte bleiben unverdaut und unverarbeitet als einzelne Wahrnehmungen, Bilder, Emotionen, sensorische Eindrücke, Körpersensationen haften. Der Organismus reagiert zunehmend sensibler auf äußere Reize, die in irgendeiner Weise an diese Erfahrungen andocken.

Es ist, als ob das traumatische Ereignis Grenzen zerstörte und den betroffenen Menschen die Sinnhaftigkeit und Sicherheit ihres Lebens geraubt hätte. Ihr emotionales Erleben ist eingeschränkt. Freude, Lust, Neugier und Sicherheit können nicht mehr gespürt werden, dafür herrschen Gefühle von Angst, Schmerz, Verzweiflung und Leere vor. Nichts ist mehr, wie es vorher war.

Da das Geschehene für die Menschen unfassbar ist, verlieren sie ihre Orientierung, die Zielgerichtetheit ihres Lebens. Die innere und äußere Erschöpfung nimmt kontinuierlich zu, behindert und verhindert zunehmend den Kontakt zur eigenen Person und zu anderen. Das Leben wird zum Kampf, jeder Tag zur ungeheuren Anstrengung zu überleben.

Zwei kurze, validierte Fragebogen können für das Screening nach einer posttraumatischen Belastungsstörung herangezogen werden:

- 4-Item Primary Care PTSD Screen: Prins, Quinette, Kimmerling et al. (2003)
- *17-Item PTSD Checklist*: Bovin, Marx, Weathers et al. (2016).

Items wie Gedächtnis, Konzentrationsfähigkeit, Schlafverhalten, Selbstfürsorge und Alltagsbewältigung sind wichtige Marker bei der Identifikation der Erkrankung. Die Checkliste Bovin, Marx, Weathers et al. (2016) quantifiziert außerdem die Schwere der Symptome und kann dazu benutzt werden, therapeutische Maßnahmen zu markieren und festzuhalten.

1.2 *Prävalenz traumatischer Ereignisse, Prävalenz posttraumatischer Belastungsstörungen*

Wie häufig erfahren Menschen traumatische Ereignisse, und wie hoch ist die Gefahr, eine posttraumatische Belastungsstörung (PTBS) zu entwickeln?

Wie häufig traumatische Ereignisse erlebt werden und wie häufig sich danach eine posttraumatische Belastungsstörung entwickelt, hängt von vielen Faktoren ab. Nach neuesten Daten (Longo 2017) erfahren mehr als 70 % der Erwachsenen weltweit in ihrem Leben ein traumatisches Ereignis zu irgendeiner Zeit, 31 % sogar vier oder mehrere traumatische Ereignisse. Die meisten der traumatischen Ereignisse, über die aus den USA berichtet wird, sind physische und sexuelle Übergriffe (52 % Lebenszeitereignisse), Unfälle oder Brandfälle (50 % Lebenszeitereignisse). Weltweit kommen Unfälle und Verletzungen am häufigsten (36 % Lebenszeitereignisse) vor.

Die posttraumatische Belastungsstörung ist die häufigste psychopathologische Störung, die der Exposition eines Traumas folgt. Die Lebenszeitprävalenz (Häufigkeit der Erkrankung) beträgt je nach Sozialstatus und Länderzugehörigkeit zwischen 1,3 und 12,2 % und die Einjahresprävalenz 0,2 bis 3,8 %. Die Wahrscheinlichkeit, eine PTBS zu erleiden, ist in Ländern mit höherem Einkommen größer als in Ländern mit niedrigerem Einkommen. Geschlechterrolle, soziale und situationsbedingte Faktoren spielen eine Rolle bei der Entwicklung und Fortdauer der entsprechenden Symptomatik.

Die Intensität eines Traumas und die individuelle Empfänglichkeit einer Person für ein Trauma stehen in Wechselwirkung zueinander, wenn es um die Wahrscheinlichkeit geht, eine PTBS zu entwickeln.

Faktoren, die eine erhöhte Wahrscheinlichkeit für das Auftreten einer PTBS im Erwachsenenalter bedingen, sind:

- weibliches Geschlecht
- erlebtes kindliches Trauma
- geringe Schulausbildung
- frühe mentale Störungen
- vier oder mehr erlebte traumatische Ereignisse und Misshandlungen.

Je intensiver die traumatische Erfahrung ist, umso höher ist das Risiko, eine PTBS zu entwickeln. Das Risiko steigt, wenn Menschen Todesgefahr, Verletzungen, Folter oder körperliche Entstellung erleiden, eine traumatische Hirnverletzung oder eine traumatische Erfahrung machen, die unerwartet, unausweichlich und unkontrollierbar ist (Longo 2017).

Sozial schwächere und jüngere Personen, Armeeangehörige, Polizisten, Feuerwehrleute und Personen, die beruflich über Katastrophen und Massenverletzungen berichten, haben eine höhere Rate, eine PTBS zu entwickeln.

Physiologische und neuroendokrine Vorhersageparameter hinsichtlich der Entwicklung einer posttraumatischen Belastungsstörung sind erhöhte respiratorische und kardiologische Frequenzraten (schneller Atem, erhöhter Puls) und ein niedriger Cortisolspiegel im Blut.

1.3 Erweiterung der diagnostischen Kriterien der posttraumatischen Belastungsstörung

Neue diagnostische Leitlinien nach DSM-5[1], ICD-11[2]

Seit etwa 2004 werden die diagnostischen Kriterien der Traumasymptomatik ständig erweitert. Im *Lehrbuch der Psychotraumatologie* von G. Fischer und P. Riedesser (2003, S. 137) wurde noch zwischen einem einmaligen, überraschenden Trauma (Typ I, Monotraumatisierung; siehe auch Terr 1997), das meist Erwachsene betrifft, und einem kumulativen Trauma (Typ II, Polytraumatisierung; siehe auch Khan 1963), einem chronischen oder komplexen Trauma, unterschieden.

Zu den Typ-I-Traumata wurden gezählt: Unfälle, Naturkatastrophen, Vergewaltigung, Überfälle, Operationen, Folge von schweren Krankheiten, Behinderungen und Verlust eines nahestehenden Menschen.

Zu den Typ-II-Traumata wurden gezählt: Krieg, Kindesmissbrauch, familiäre Gewalt, Folter, Geisel- und KZ-Haft.

In den DSM-5- Kriterien (den Kriterien des Diagnostic and Statistical Manual of Mental Disorders 5, vgl. etwa American Psychiatric Association 2013)und den ICD-11- Kriterien (Kriterien der International Classification of Diseases 11) der Welt-Gesundheitsorganisation (vgl. etwa WHO 2016, 2018) erscheint die Unterscheidung in Typ-I- und Typ-II-Trauma nicht mehr.

Die Internationale Klassifikation psychischer Störungen der WHO diagnostiziert die Störung posttraumatische Belastungsstörung im Allgemeinen nur dann, wenn sie innerhalb von sechs Monaten nach einem traumatisierenden Ereignis von außergewöhnlicher Schwere auftritt.

---

1 Vgl. American Psychiatric Association (2013); Stein et al. (2014).
2 Vgl. WHO (2018); Stein et al. (2014).

Die diagnostischen Kriterien für DSM-4-TR (revidierte Textversion des DSM-4) unterscheiden zwischen einer akuten posttraumatischen Belastungsstörung, wenn die Symptome weniger als drei Monate andauern, und einer chronischen Belastungsstörung, wenn die Symptome mehr als drei Monate lang andauern. Von einer Belastungsstörung mit verzögertem Beginn wird gesprochen, wenn der Beginn der Symptome mindestens sechs Monate nach dem Belastungsfaktor liegt.

Die diagnostischen Kriterien für DSM-4-TR wurden in der 5. Ausgabe der Amerikanischen Psychiatrischen Gesellschaft, *DSM-V*, substanziell erneuert und auf einen aktualisierten Stand gebracht. Im Vergleich zur 4., revidierten Ausgabe gehören die Symptome nun zu einer neuen Kategorie: *Trauma- and Stressor-Related Disorders*. Den Symptomkriterien wurden Vermeidungssymptome wie die Verdrängung des traumatischen Ereignisses und die Vermeidung, sich an das Trauma zu erinnern, hinzugefügt. Negative Kognitionen wurden hervorgehoben. Ereignisse wurden nicht mehr wegen ihrer Initialreaktion – Furcht, Schrecken oder Hilflosigkeit – als traumatische Geschehnisse definiert. Die Weltgesundheitsorganisation hat sechs spezifische Symptome der Version ICD-10 übernommen und diejenigen, die mit anderen Störungen gemeinsam vorkommen, eliminiert.

Die neuen diagnostischen Kriterien betonen posttraumatisch bezogene *negative Kognitionen*, *Selbstbezichtigung* und *negative Weltsicht*. Es wird Klinikern empfohlen, diese Merkmale in ihren Einschätzungen und Interventionen zu berücksichtigen.

Die neue *International classification of diseases* der World Health Organization (WHO 2018) übernimmt sechs spezifische PTSD-Symptome:

- extrem bedrohliche Ereignisse
- intrusive Symptome
- Vermeidungssymptome
- anhaltende Wahrnehmung laufender Bedrohung
- bestehen der Symptome für wenigstens einige Wochen
- signifikante Funktionseinschränkung in persönlichen, familiären, sozialen, erzieherischen oder beruflichen Bereichen.

Sie eliminiert diejenigen Symptome, die mit anderen Störungen gemeinschaftlich sind.[3]

Definition traumatischer Erfahrungen nach Nijenhuis

E. Nijenhuis (2016) postuliert, dass traumatische bzw. traumatisierende Erlebnisse belastende Ereignisse sind, die ein Individuum nicht »integriert«, »synthetisiert«, »personifiziert« und »repräsentiert« hat, das heißt nicht realisiert hat.

»Traumatische Erfahrungen bestehen aus sensomotorischen wie emotionalen und verhaltensseitigen Anteilen« (ebd., S. 632). Reaktivierte traumatische Erinnerungen werden wiederhervorgebracht, sind nicht (ausreichend) symbolisiert und sind »Icons« (Zeichen). Um sie zu integrieren und anschließend bewusstzumachen, müssen sie zu Symbolen werden. Dann werden Erfahrungen und Erinnerungen zu Erzählungen, zu Geschichten, die von vergangenen belastenden und schmerzhaften Erfahrungen berichten.

1.4 Koexistierende psychische Störungen bei posttraumatischer Belastungsstörung

Affektive Störungen, Angst und Panikstörung, Alkohol- und Drogenabusus

In mehr als 50 % der Fälle besteht eine posttraumatische Belastungsstörung im Zusammenhang mit einer Stimmungs-, Angst- oder einer Substanzmissbrauchsstörung. Alkohol- und Drogeneinnahme (und daraus resultierende Suchterkrankungen) sind als Lösungsversuche der Patienten zu sehen, für einige Stunden in eine andere Welt zu entfliehen:

»Ohne meinen süchtigen Anteil hätte ich nicht überlebt! Er gab mir die Möglichkeit, wenigstens für einige Zeit den inneren Krieg zu beenden, Ruhe und Frieden zu spüren!« (Aussage eines 25-jährigen Patienten).

---

3 Allerdings bestehen nach kürzlich durchgeführten Feldstudien nur 55 % Übereinstimmung zwischen Personen, die nach DSM-4-Kriterien der PTDS diagnostiziert und denjenigen, die nach DSM-5-Kriterien diagnostiziert wurden, und 30 % Übereinstimmung mit den Patienten, die nach ICD-11-Kriterien diagnostiziert wurden. Es wird davor gewarnt, Patienten die Behandlung oder ihre Bezahlung zu verweigern, die nicht den neueren Kriterien entsprechen, aber nach den alten Kriterien der PTBS (PTDS) zu zuordnen sind (Longo 2017).

Nach Zahlen von Henderson et al. (2000) entwickeln traumatisierte Patienten 37-mal häufiger eine Angststörung und 28-mal häufiger eine Panikstörung als andere. Die Betroffenen werden zu Patienten, die oft nicht mehr in der Lage sind, das Haus zu verlassen. Sie meiden die Außenwelt und fühlen sich nur noch daheim, meist im Bett, sicher und geborgen. Oft tritt die Symptomatik erst im späten Jugend- und frühen Erwachsenenalter auf. Dann wissen die Betroffenen nicht, was mit ihnen geschieht oder geschehen ist, sie sehen keinen Zusammenhang mit einem traumatischen Ereignis in der Vergangenheit.

Fallbeispiel 1 (Schwer depressive Patientin)

M., eine 35-jährige Patientin, schildert ihre ängstlich-depressive Symptomatik so, ihre Kindheit war geprägt von emotionalem Missbrauch:

»Ich kann gar nicht sagen, wie groß meine Angst ist davor, für immer diese Einsamkeit, Dunkelheit, den Schmerz und die Traurigkeit aushalten zu müssen, davor, dass es niemals anders wird, davor, immer wieder das Gefühl zu haben, als bleibe mein Leben stehen, als höre es auf, als seien schließlich nur noch Leere und Fremdsein da. Ich habe Angst, nie mehr die Kraft zu erlangen, mich dem Leben zuzuwenden. Ich fühle mich alleingelassen, verlassen, überlassen und auch hilflos. In mir und um mich herum ist es so sehr dunkel, dass ich weder Weg noch Richtung finde. Ich habe keine Daseinsberechtigung, keinen Selbstwert und keine Würde.

Die Suche nach diesen Werten beeinflusst meine Kontakte, meine Beziehungen in Form von Erwartungen, Unsicherheits-, Minderwertigkeitsgefühlen, Selbstzweifeln, Versagensängsten und Abhängigkeitsgefühlen. Ich stehe unter einem Zwang, meine Daseinsberechtigung, meine Lebensberechtigung, meinen Wert, meine Würde finden zu müssen.«

Veränderungen der Persönlichkeit

Symptome einer Borderlinepersönlichkeitsstörung können Folge eines traumatischen Geschehens sein (Phillips u. Frederick 2003; Wöller 2013). Die Störung kann im frühen Erwachsenenalter einsetzen und sich in unterschiedlichen Kontexten manifestieren.

Vor allem Instabilität in zwischenmenschlichen Beziehungen, ein großes Bedürfnis, sich an Personen zu binden, die ihnen Nähe und

Geborgenheit anzubieten scheinen, die Betroffenen in Wirklichkeit aber ausnutzen, sind zu beobachten. Die Patienten nehmen dann bewusst Leiden in Kauf (Geborgenheit um jeden Preis). Sie haben Schwierigkeiten, Ärger zu modulieren, Schwierigkeiten in der Hingabefähigkeit, die entweder zu intensiv oder unangemessen ist. Ihr Verhalten ist anklammernd, idealisierend, da sie panische Angst vor dem Alleinsein haben, oder sie entwerten ihre Bezugspartner, schneiden die Verbindung ab. Sie besitzen ein universelles Muster der Instabilität des Selbstbildes (genial versus unwert), der Affekte (häufige Gefühle von Leere und Langeweile) und leiden unter mangelnder Impulskontrolle. Selbstverletzungen, Suizidandrohungen sind an der Tagesordnung. Sie haben kein Vertrauen zu sich selbst, sie polarisieren, spalten in Gut und Böse.

Wenn Patienten in ihrer Kindheit häufig zu Verhaltensweisen gezwungen wurden, die mit der Nahrungsaufnahme und missbräuchlichen Praktiken der Nahrungsaufnahme in Verbindung standen (orale Vergewaltigung, Fellatio), oder wenn sie mit Nahrungsentzug bestraft wurden, besteht die Wahrscheinlichkeit, im späteren Alter eine Essstörung zu entwickeln(ebd.).

Erhöhte Selbstmordgefahr

Die posttraumatische Belastungsstörung ist mit suizidalem Verhalten assoziiert. Das relative Risiko, einen Suizid zu begehen ist vergleichbar mit dem Suizidrisiko bei genereller Angststörung oder Alkoholabhängigkeit, jedoch niedriger im Vergleich zum Risiko bei der depressiven Störung.

Suizidgefahr droht, wenn in Depression erstarrte, vollkommen gefühllose Personen, die im Alltag wie Marionetten und von einer unbewussten Macht fremdgesteuert funktionieren, aus der Starre aufwachen. Dann wird ihr Wunsch nach endgültiger Ruhe und Frieden übermächtig.

Bei Soldaten, die in Kriegsgebieten eingesetzt werden, zeigen Untersuchungen kein erhöhtes Suizidrisiko, jedoch können die Folgen lang andauernder posttraumatischer Belastungsstörung bei Kriegsveteranen das Suizidrisiko erhöhen.

1.5 Koexistierende somatische Störungen bei posttraumatischer Belastungsstörung

Körperliche Schmerzen ohne Hoffnung auf Heilung

Viele Menschen leiden an körperlichen Schmerzen, für die sich kein organpathologisches Korrelat finden lässt. Sie werden ohne ein befriedigendes Ergebnis und ohne Hoffnung auf Heilung von Arzt zu Arzt überwiesen. In der psychosomatischen Medizin werden ihre Beschwerden der Kategorie »autonome somatoforme Funktionsstörungen« (ICD-10) oder »somatische Belastungsstörung« (ICD-11) zugeordnet. Man unterscheidet eine autonome Funktionsstörung:

- des Herz-Kreislauf-Systems (Schwindel, Ohnmachtsanfälle, Herzdruck, Herzrasen)
- des Magen-Darm-Systems (Magendruck, häufiges Aufstoßen, Bauchschmerzen, Durchfall)
- des Urogenitalsystems (Schmerzen im Unterbauch oder Beckenbereich, Blasenschmerzen)
- des Bewegungsapparates (Gelenkschmerzen, Muskel- und Faszienschmerzen).

Fallbeispiel 2 (Patientin mit vorwiegend Symptomen einer autonomen Funktionsstörung des Herz-Kreislauf-Systems)

S., eine heute 60- jährige Patientin, litt bereits während ihrer Schulzeit an starkem Herzklopfen, Engegefühl in der Brust und Atemnot, wenn sie über etwas berichten musste oder mündlich befragt wurde. Dann konnte sie kaum sprechen. In engen und stark bevölkerten Räumen wurde ihr übel, und sie fürchtete, in Ohnmacht zu fallen. Wegen ihrer zunehmenden körperlichen Beschwerden wurde sie mehrmals ärztlich untersucht, jedoch konnte kein krankhafter Organbefund erhoben werden.

Als Kind und Jugendliche war sie hübsch anzusehen, war auch intelligent, ihre schriftlichen schulischen Leistungen waren gut, sodass ihre Umgebung ihre körperlichen Symptome, auch aufgrund der Untersuchungsergebnisse, nicht ernst nehmen konnte. Innerhalb ihrer Familie, die sich ihren Klagen gegenüber so hilflos fühlte wie sie selbst, fand sie ebenfalls kein Verständnis. Als Heranwachsende weigerte sie sich aus Scham, einen ärztlichen oder psychologischen

Therapeuten aufzusuchen, auch wenn ihre Beschwerden ihren Alltag zunehmend behinderten und beschwerten.

S. hatte keine Erinnerungen an ein früheres traumatisches Ereignis oder daran, in ihrer Kindheit körperlich missbraucht worden zu sein. Ihr Körper aber reagierte entweder mit sympathikotoner Übererregung oberhalb des Bauchnabels, wenn sie sich in der Öffentlichkeit zeigen musste, oder mit Gefühllosigkeit unterhalb des Bauchnabels, wenn ihr jemand zu nahe kam. Eine erfüllte sexuelle Partnerschaft war ihr nicht möglich. Bis heute ist ihr fotografiert zu werden unangenehm. Wenn sie ihre Wohnung verlässt, versteckt sie ihr Gesicht hinter mehreren Lagen von Schminke. Eine freundschaftliche Umarmung oder ein Küsschen auf die Wange zur Begrüßung kann sie, wenn überhaupt, nur widerwillig über sich ergehen lassen, verursacht ihr körperliches Unwohlsein. Eine körperliche Untersuchung beim Arzt, Vorsorgeuntersuchungen lehnt sie ab.

Erst im Laufe der Therapie wird deutlich, dass ihre Beschwerden die Folgen einer unbewussten Angst vor ihren Mitmenschen sind, dass körperliche Nähe eine potenzielle Gefahr erneuter (also gegenwärtiger) körperlicher und seelischer Verletzung bedeutet.

Bei der Fibromyalgie bestehen chronische und spontan ausgelöste Schmerzen in den Sehnen und Sehnenansätzen, begleitet von vegetativen (Schwitzen) und funktionellen Symptomen (siehe Abschn. 1.5, »Körperliche Schmerzen ohne Hoffnung auf Heilung«). Es wird eine Störung schmerzverarbeitender Systeme im zentralen Nervensystem mit der Folge einer erniedrigten Schmerzschwelle (als Folge der traumatisierenden Ereignisse?) diskutiert.

Bis heute ist die Fibromyalgie ein schwer zugängliches und schwer behandelbares Krankheitsbild. Patienten mit entsprechender Diagnose haben häufig eine krankheitsbedingte Odyssee hinter sich. Die Mechanismen der Krankheitsentstehung sind bis heute unklar, es wird diskutiert, ob Fibromyalgie sekundär als Folge eines seelischen und körperlichen Traumas entstanden ist. Die Krankheit tritt zu 85–90 % bei Frauen auf und hat ihren Häufigkeitshöhepunkt in den Wechseljahren.

2 Grundbedürfnisse des Menschen und die Folgen fehlender Befriedigung

»Ich bin kein vorbehaltlos, bedingungslos geliebtes Kind meiner Eltern, ich habe dieses annehmende Ja, dieses Umarmtwerden, dieses ganze Geheimnis nie erfahren, nie gefühlt, nie gespürt.«

(50-jährige Patientin)

2.1 *Die menschlichen Grundbedürfnisse*

Im *Hirnstamm* sind die menschlichen Grundbedürfnisse wie diejenigen nach Nahrung, Wohnung oder Heimstätte, Fortpflanzung und Sicherheit verankert. Dort sind auch die Art der Körperhaltung und die Art der *Propriozeption*, also wie der Mensch sich selbst in seiner Umgebung wahrnimmt, verortet.

Klaus Grawe (1998, 2004) benennt folgende psychische Grundbedürfnisse:

- nach Orientierung, Kontrolle und Kohärenz
- nach Lust (Unlustvermeidung)
- nach Bindung
- nach Selbstwerterhöhung (Selbstwertschutz).

Frühe emotionale Mangelerlebnisse, frühe Trennungen, Armut, Hunger, Kälte, Siechtum stören die Erfüllung dieser Bedürfnisse und erhöhen das Risiko, eine posttraumatische Belastungsstörung zu entwickeln.

2.2 *Unerfüllte Bindungsbedürfnisse der Kinder und Heranwachsenden und ihre Folgen*

Die Erfüllung des Bedürfnisses nach Bindung vor, während und nach der Geburt ist bei der Entwicklung des Menschwerdens und -seins existenziell. Kinder sind von der Unterstützung der Eltern abhängig, und wenn sie in ihrem Sicherheitsbedürfnis, in ihrem Bedürfnis, geliebt zu werden und zu lieben, alleingelassen werden, können sie kein stabiles Selbst entwickeln. Traumatisierende Informationen können nicht integriert werden. Als Lösungsversuch werden sich die betroffenen Kinder fügen, Gefühle nicht aufkommen lassen, nicht empfinden. Wenn die mütterliche (oder väterliche) Reaktion auf ein schutzsuchendes Kind negativ ist, reagiert es häufig mit Scham und Rückzug oder entwickelt Schuldgefühle. Je früher ein Kind in seiner Kindheit Traumatisches erlebt hat, umso eher muss es glauben, dass das, was es erlebt hat, eine Folge seiner Person ist, seines Wertes in der Gemeinschaft, in der Familie, und dass es ein anderes Erleben nicht verdient hat.

Fallbeispiel 3 (Folgen unerfüllten Bindungsbedürfnisses)

G., eine junge Frau Anfang 30, hat unbewusste Schuldgefühle.

Sie leidet unter Angst und Depressionen. Sie berichtet, dass sie im Job von einer Kollegin angesprochen wurde: »Du seufzt den ganzen Tag lang, und immer bist du am Jammern und Klagen. Kannst du damit nicht einmal aufhören?«

G. sagt, sie würde so gerne damit aufhören, aber meist merke sie das gar nicht. Das Seufzen, Jammern und Klagen komme von ganz alleine, sie wolle das nicht, aber die Last des Alltages sei so groß. Wenn sie nichts fühle, wie eine Marionette funktioniere, dann habe sie wenigstens etwas Ruhe. Aber meist fühle sie sich von einem inneren Bedürfnis getrieben, es allen recht zu machen, und ständig lebe sie in der Angst, die andern Mitarbeiter und die Kollegen könnten merken, dass sie einen Fehler mache und ihren Job nicht beherrsche. Sie fürchte so sehr, ausgeschlossen zu werden, nicht mehr in ihrer Gemeinschaft sein zu dürfen. Sie habe das Gefühl, etwas Schlimmes getan zu haben, wisse aber nicht, was, sie fühle sich jedoch ständig schuldig und auf der Hut, immer bestrebt, etwas gutzumachen.

G. sagt, sie habe sich in ihrem Leben nie erwünscht gefühlt. Sie erinnere sich an ihre Mutter, die ihr berichtet habe, sie habe sich geschämt, bald nach der Entbindung ihres ersten Kindes wieder schwanger geworden zu sein. Da sie in einem stark christlich geprägten Haushalt aufgewachsen sei und auch zu jener Zeit unter dem Einfluss eines strenggläubigen Familienmitglieds gestanden habe, das ihr Vorwürfe wegen ihres unmoralischen Lebenswandels gemacht habe, habe sie sich schlecht und außerhalb der christlichen Gemeinschaft gefühlt. Diese Ängste und Unsicherheit der Mutter hätten auch ihr, der Tochter, Leben beeinflusst. Sie habe sich irgendwie nie akzeptiert gefühlt. Auf Fotos aus ihrer Kindheit sei sie immer weinend abgebildet, was ihre Mutter und andere Familienangehörige sehr verärgert habe, weshalb sie sich dann noch mehr schuldig und abgelehnt gefühlt habe. Mit zehn Jahren hätten regelmäßig auftretende Schmerzen im Unterleib begonnen, die mit zunehmendem Alter wieder aufgehört hätten. Sie habe geglaubt, nur durch besonderen Gehorsam und eine überdurchschnittliche Leistung in Schule und Beruf den Respekt und die Achtung ihrer Mitmenschen bekommen zu können.

Selbstregulationsversuche der Kinder und Jugendlichen nach Verlust eines Elternteils

Wenn junge Menschen einen Elternteil verlieren und dadurch Geborgenheit und Sicherheit einbüßen, geraten sie in existenzielle Not, in der sie alleingelassen sind. Es fällt ihnen schwer, das als schrecklich Erlebte mit ihren vorbestehenden Erfahrungen in Verbindung zu bringen. Der neuen Erfahrung fehlt der Sinn. Sie können das Erlebte nicht verstehen, und sie besitzen darauf keine Selbstantwort.

Die Selbstregulationsversuche der betroffenen Kinder und Jugendlichen können lange Zeit als normal angesehen und als nicht krankhaft interpretiert werden. Die Erfüllung der wahren Bedürfnisse aber wird verhindert, und es ist den Kindern und Heranwachsenden nicht möglich, sie zu erkennen und zu befriedigen.

2.3 *Resilienzkräfte versagen, eigene Bedürfnisse werden nicht mehr erfüllt*

Auch Erwachsenen fällt es manchmal schwer, schwere Schicksalsschläge (z. B. tödlich-krankhafte Ereignisse und Unfälle) anzunehmen. Ihre Grenzen des Ertragbaren (Ich-Grenzen) werden dadurch überschritten (ihr Toleranzfenster ist zu klein). Ihre Resilienzkräfte reichen nicht mehr aus und versagen.

Oft fragen die betroffenen Personen nach dem Warum und versuchen, so zu werden wie vor dem Ereignis, oder sie entwickeln Strategien, die sie in ihren alten Zustand zurückführen oder einen Ersatz darstellen sollen. Dabei fühlen sie sich instabil, hilflos und entwurzelt.

Ihr innerer Dialog verändert sich, der Kontakt zu ihren eigenen Bedürfnissen wird unterbrochen.

Die unerfüllten Grundbedürfnisse und die Unfähigkeit, adäquate Copingstrategien zu entwickeln, verursachen eine Störung der basalen Ich-Funktionen, des Selbstgefühls, der Selbstsicherheit und des Selbstvertrauens, der Selbstregulation und der Körperwahrnehmung. Diese Menschen verzichten dann auf eine liebevolle Beziehung zu ihrem Körper, zu ihrem Geist und ihrer Seele. Eine 50-jährige Patientin schrieb in ihrem Therapiebericht:

> »Es sind Strategien, mit deren Hilfe ich versuche, den Schmerz der Enttäuschung zu übergehen. Es ist eine Überlebenstechnik, nur nicht meine Bedürfnisse zu spüren, denn das bedeutet Schmerz. Eines Tages wurde diese Sichtweise ein Teil meiner Persönlichkeit!«

Aus neurophysiologischer Sicht wechselt die physiologische Antwort von einem ergotropen Status, einer sympathischen Erregung, zu einem parasympathischen, trophotropen Status, einem Untererregungszustand. Die parasympathische neurohumorale Antwort zeigt sich in einem niedrigen Muskeltonus, in Vasodilatation und Gesichtsausdruckverlust, sozialem Rückzug. Symptome sind dann Antriebslosigkeit, Müdigkeit, Schlappheit, Freudlosigkeit, Kreislaufbeschwerden mit Ohnmachtsanfällen, krankhaftes Erröten.

3 Dissoziation, ein Schutzmechanismus zum Überleben

»Ich-fremd, Fremd-Körper;
Wieder und wieder, durchtrennt, Die Verbindung vom Selbst;
Verlassenes Land, In Nacht und Schatten, Versunken;
Wieder, Und wieder, Hoffnungsloses, Bemühen,
Das Durchtrennte, Zu überbrücken und, wieder zu beleben,
Das wie tot, Daliegende.
Auf immer, Verloren, Im Nirgendwo, Körperlos, Kein Halten, Kein Halt;
Verloren, Das versunkene Land, Das Sein, Fremd, Fremd-Körper;
Ich-fremd.«

(Gedicht einer 43-jährigen Patientin)

3.1 *Das Kontinuum von der normalen zur pathologischen Dissoziation*

Die Bezeichnung »Dissoziation« kommt aus dem Lateinischen: *dissociare* = »trennen, scheiden«. Normale dissoziative Erlebnisse treten im Alltagsleben häufig auf; denken wir an ein Lied, das uns wie ein Ohrwurm nicht mehr aus dem Kopf geht; das Versunkensein in ein Buch, ohne dass wir das Draußen wahrnehmen; das automatische Autofahren; den zerstreuten Professor, der den Regenschirm stehen lässt, weil seine Gedanken auf seine Arbeit konzentriert sind und er den Schirm ausgeblendet hat.

M. Phillips und C. Frederick (2003, S. 30) beschreiben ein »dissoziatives Spektrum«, ein Kontinuum der Dissoziation von der normalen zur pathologischen Dissoziation.

Dissoziation während einer traumatischen Erfahrung ist normal, ein Schutzmechanismus, den fast alle Menschen während eines traumatischen Erlebnisses benutzen. Viele Betroffene berichten, das Erlebte beobachtet zu haben, ohne selbst beteiligt gewesen zu sein und ohne Gefühle aktuell wahrgenommen zu haben.

Zur pathologischen Dissoziation gehören Störungen wie Amnesie nach Hirntrauma (organische Dissoziation), hysterische Blindheit oder Lähmung, Depersonalisationsstörungen, Derealisation, die nichtorganische Amnesie. Klinische Syndrome wie Depression, Essstörung, Zwangs- und Panikstörung können durch chronische Dissoziation entstehen (ebd.). Am Ende des Kontinuums und als extreme Folgeerscheinung der Dissoziation befindet sich die dissoziative Identitätsstörung.

Pathologische nichtorganische Dissoziationen sind meist durch in der Kindheit erlebte extreme Traumata entstanden (Terr 1990). Die Dissoziation verhindert die Integration des traumatischen Ereignisses in das autobiografische Gedächtnis, während das normale Gedächtnis die Elemente jedes Erlebnisses mittels eines komplexen Assoziationsprozesses in den kontinuierlichen Fluss des Selbsterlebens integriert.

Beim Trauma wird das Erlebte nicht bewusst wahrgenommen, aber in unserem Erinnern gespeichert (siehe Abschn. 3.1). Das Bewusstsein und das Körperempfinden im Hier und Jetzt werden abgespalten, damit sind die Betroffenen nicht den unerträglichen Gefühlen, dem unerträglichen Schmerz ausgesetzt. Der »dissoziative Käfig« (Scaer 2014) ist ein Überlebensschutz.

3.2 Dissoziation: ein grundlegender Konflikt – Das Dissoziationsmodell von Nijenhuis

E. Nijenhuis (2016) beschreibt und bewertet die Dissoziation in seinem umfassenden Werk *Trauma-Trinität* als einen grundlegenden Konflikt, einerseits das Leben nach einem Trauma so weiter führen zu wollen wie bisher, und andererseits, die eigene psychische und physische Existenz gegenüber den traumatischen Erfahrungen, Erinnerungen verteidigen zu wollen. Bei chronischer Kindesmisshandlung, Missbrauch und emotionaler Vernachlässigung interagieren folgende komplexe Willenskonflikte miteinander und untereinander:

- verschiedene Willensimpulse des alltäglichen Lebens
- komplexe Willensimpulse, schwerwiegende Belastungen zu überleben
- Willensimpulse, das eigene Schicksal in einer belastenden materiellen und sozialen Umwelt zu beeinflussen.

Der dadurch in Patienten entstehende Konflikt wird umso größer, je geringer jeweils die Fähigkeit ausgebildet ist, die traumatischen Erfahrungen und Erinnerungen in die eigene Persönlichkeit zu integrieren – umgekehrt proportional zum traumatischen Ereignis.

Bei der traumabedingten Dissoziation bilden sich ein oder mehrere Subsysteme heraus, die sich aus der Befriedigung basaler Grundbedürfnisse entwickelt haben (vgl. Abschn. 10.2).

Fallbeispiel 4 (Patientin mit dissoziativer Identitätsstörung und körperlichen Beschwerden nach rituellem Missbrauch in der Kindheit)

M., 28 Jahre, weigerte sich bei den stationären Aufnahmen in die Klinik, sich auszuziehen und ärztlich untersuchen zu lassen. Zu bestimmten Zeiten (zu Herbstanfang, in den »Raunächten«) waren die krankhaften Symptome besonders stark und verlangten eine stationäre psychosomatische Behandlung. Bei den Aufnahmeuntersuchungen geriet sie in Panik und floh erschreckt aus dem Behandlungszimmer. Sie konnte sich nicht selbst berühren. Das Duschen ließ sie gefühllos über sich ergehen, nur so konnte sie die Berührung des Wassers ertragen. Ihr Spiegelbild war für sie unerträglich. Sie verhängte den Spiegel in ihrem Krankenzimmer und in der Nasszelle mit einem Tuch. Eine hetero- oder gleichgeschlechtliche Beziehung war ihr unmöglich. Sie fühlte sich so wertlos und ekelerregend, körperlich verunstaltet und beschmutzt, so sehr nicht wert, zur menschlichen Gemeinschaft zu gehören, dass sie ihren Körper missachtete. Seine Unversehrtheit war ihr egal.

M. litt an einer dissoziativen Identitätsstörung, nachdem sie von frühester Kindheit an bis zur Pubertät rituell missbraucht worden war (von mehreren Männern, einschließlich ihres Vaters). Erst als sie 20 war, tauchten Erinnerungen an die furchtbare Kindheit auf.

In den oft Tage anhaltenden dissoziativen Phasen empfand M. ein Gefühl des inneren Chaos, der völligen Desorientierung. In diesem Zustand fand sie nur mit Mühe nach Hause, wenn sie unterwegs war. Häufig seien ihr dabei kleinere Unfälle passiert. In ihrem Inneren waren zahllose Gestalten in Aufruhr, die wild durcheinanderredeten und umherrannten. Ihr Zustand versetzte sie in Panik, sie war unfähig, zu denken und zu handeln. Damit verbunden waren eine ungeheure körperliche Mattigkeit, das Gefühl, kaum Luft zu bekommen, Schmerzen in Brust- und Bauchbereich, Magenkrämpfe und Übelkeit. Arme und Beine, Brust- und Bauchgegend waren bei Berührung bretthart, etwas anderes konnte sie nicht wahrnehmen. Während der dissoziativen Phasen konnte sie nur unter quälenden Schmerzen ihre steifen Glieder bewegen.

Mit größter Mühe bewältigte sie ihren Alltag. Ihre Umgebung aber nahm ihren furchtbaren inneren Zustand nicht wahr. Sie selbst empfand sich, als wäre sie weit weg, nur innere Gestalten, die sich im Laufe der Therapie äußerten und Eigenschaften besaßen, die sie unterstützten, erhielten eine minimale Lebensfunktion aufrecht.

Im Laufe des Therapieprozesses traten mehrere Gestalten an die Oberfläche, manchmal waren es Einzelgänger, manchmal auch ganze Gruppen, die zerstörerisch wirkten, gegen die Patientin selbst oder andere gerichtet waren.

Am schlimmsten, so empfand M., seien »die wilden Krieger«. Sie seien gewalttätig, verlangten mitunter unerträgliche Opfer von ihr, beispielsweise ein Stück Haut oder einige Tropfen Blut. Außerdem forderten sie, sich ihrem Glaubensbekenntnis unterzuordnen und es mehrmals am Tag aufzusagen. Die Angst vor erneuten Qualen und die Panik waren nicht auszuhalten, wenn sie den Forderungen nicht nachkam. Von ihr wahrgenommene, zwanghaft wiederholte innere Sätze wie »Ich will tot sein!« brachten M. zur Verzweiflung. Sie konnte sich dem Druck, diesen Aufforderungen nachzukommen, kaum entziehen, und mehrmals war sie nahe dran, ihm nachzugeben.

Mehrere innere Gestalten, M. nannte sie »die Kinder«, fühlten sich ohnmächtig und hilflos, sie litten und produzierten körperliche Schmerzen. In ihrem Bedürfnis, wahrgenommen zu werden, weinten und schrien sie, riefen verzweifelt nach Schutz und danach, angenommen sein. Um gefürchtete (weitere) Pein zu kontrollieren, setzten sie physisches Verteidigungsverhalten ein, sie produzierten viszerale Symptome, Übelkeit, Magenschmerzen, Appetitverlust oder Bewegungsschmerzen im Rücken, in Armen und Beinen. Dies konnte so weit führen, dass sich M. kaum noch vorwärtsbewegen konnte, wie gelähmt war.

Eine Gestalt, ein anscheinend normaler Persönlichkeitsanteil trat zuweilen in der größten Not und bei tödlichem äußeren Schweigen der zerstörerischen und verletzten Anteile an die Oberfläche, um den Kontakt mit der Therapeutin aufrecht zu erhalten. In der Vermeidung der traumatischen, für M. nicht mehr aushaltbaren Erinnerungen hatte sie es sich zur Aufgabe gemacht, die »Kranken auf einer Krankenstation zu betreuen«. Sie übernahm die Vermittler- und Beobachterrolle.

Diese Wahrnehmungen – hinsichtlich der aktuellen Wirklichkeit und der Sichtweise des Therapeuten als Fehlwahrnehmungen zu deuten – schürten in M. die qualvolle Angst, verrückt zu sein. Sie erlebte sich, als wäre sie von einer fremden Macht besessen und gesteuert. Aus Angst vor Verurteilung durch die Außenwelt und Einweisung in eine geschlossene Anstalt verschwieg sie lange das innere Chaos. Es dauerte Jahre der therapeutischen Begleitung, bis sich M. einzelnen wenigen Therapeuten anvertrauen konnte.

Im nichtdissoziierten Zustand war die Patientin eine sehr höfliche, disziplinierte und intelligente Frau, die von ihrer Umgebung geschätzt wurde. In diesen Phasen war sie arbeitsfähig.

Wenn Patienten während und nach einer Therapie in die Dissoziation abgleiten, ist das als ein Warnsignal zu verstehen; es bedeutet Bedürfnis nach Schutz, Schutz vor Überflutung, und/oder dass sie sich in die Vergangenheit zurückkatapultiert fühlen. Anhaltende dissoziative Zustände weisen darauf hin, dass Patienten sozusagen in der Vergangenheit stecken geblieben sind.

4 Die posttraumatische Belastungsstörung – eine somatopsychische Störung

»Unser Gehirn neigt dazu, die Welt beständig und stabil erscheinen zu lassen [...]. Es sucht bei jeder Erfahrung eine ursächliche Verknüpfung, und wenn es keine gibt, erfindet es eine.«

(D. J. Siegel 2012, S. 353)

Die posttraumatische Belastungsstörung ist nach heutigem Verständnis eine somatopsychische Störung.

Bei der Beschreibung der Störung bzw. des Krankheitsbildes liegt die Betonung auf Soma/Körper.

Unser Gehirn ist von Natur aus darauf ausgerichtet, unser Überleben in jedem Fall zu garantieren, sei es durch Abspalten, Einsperren von Informationen in einen »Käfig« (Scaer 2014) oder das Erfinden von Notlösungen, auch wenn sie für den gegenwärtigen Alltag dysfunktional sind und letztlich zu krankhaften psychischen Symptomen führen.

4.1 Die dreiteilige Struktur des Gehirns (Maclean 1990)

Die Überlebensschutzfunktionen aller Lebewesen sind in der Entwicklung des Gehirns von herausragender Bedeutung.

Der Hirnstamm, der evolutionär älteste Hirnanteil, hilft zu überleben. Bereits die entwicklungsgeschichtlich ältesten Lebewesen, die Reptilien, besitzen einen Hirnstamm, daher wird er auch das »Reptiliengehirn« genannt. Er steuert unsere Reflexe wie Atmung, Herzschlag, Kreislauf, Schlaf, Verdauung, Sexualität und Motorik. Und er reguliert unsere Instinkte. Er beinhaltet die Steuerung unserer Körperhaltung, die Propriozeption, das »Wissen«, das es uns ermöglicht, uns im Raum zu orten. Auch wenn wir die Augen schließen, wissen wir, wo sich zum Beispiel unsere Hand befindet. Im Hirnstamm ist auch ein Alarmsystem verortet, das bei Gefahr ein Hormon (Noradrenalin) ausschüttet, dass die Verteidigungsreaktionen unseres Gehirns vorbereitet. Diese Region des Hirnstammes reagiert auf vorwiegend körperliche Stimuli und leitet diese Reize an übergeordnete Bereiche wie das limbische System weiter.

Das limbische System, entwicklungsgeschichtlich später entstanden, hat eine modulierende, regulierende Funktion, indem es durch Bindungsreize, die Sicherheit und Geborgenheit geben, einen ausgeglichenen Zustand aufrechtzuerhalten sucht. Es reguliert Gefühle, Verhalten, Beziehungen. Dort ist ein weiteres Alarmsystem angesiedelt, die Amygdalae (Mandelkerne) mit ihrer Verbindung zu den Hippocampusformationen (Hippocampus = auch »Seepferdchen«), die die emotionalen Eindrücke speichern, kodieren und wiederum an höhere Gehirnzentren weiterleiten. Wenn Gefahr besteht, wird von dort der Stresskreis Hypothalamus/Hypophyse/Nebennierenmark/Nebennierenrinde initiiert. In den Gedächtnisspeichern der Hippocampi entstehen die Gefühle, werden Beziehungen geknüpft und innere Bilder generiert, die uns helfen, Situationen einzuschätzen.

Der Neokortex, die Großhirnrinde, kontrolliert Kognitionen, Gedanken. Er ist das Exekutiv- und Planungszentrum, das übergeordnete Koordinationszentrum der Gedanken und Kognitionen.[4]

4.2 Erinnerungen und Gedächtnis, Einfluss durch traumatische Ereignisse

Das, woran wir uns erinnern, durchläuft einen ständigen Prozess der Rekonstruktion

Die Beziehung zwischen rationalem und emotionalem Gehirn formt unser Selbsterleben. Wünschenswert ist, dass sich beide Systeme in einem Zustand des Gleichgewichts befinden. »Unser Gehirn neigt dazu, unsere Welt beständig und stabil erscheinen zu lassen [...]. Es

---

4 Der präfrontale Kortex ist ein Teil des Frontallappens der Großhirnrinde und eng mit den sensorischen Assoziationsgebieten des Kortex und den subkortikalen (darunterliegenden) Gebieten des limbischen Systems und der Basalganglien (Kerngebiete) verbunden. In Bereichen des medialen präfrontalen Kortex, etwa im Bereich der Insel, werden die Inputs von den inneren Organen, dem Bewegungsapparat, den Muskeln und Gelenken, dem Gleichgewichtsempfinden, der propriozeptiven Wahrnehmung (Wahrnehmung der Lage des Körpers im Raum), der äußeren Sinne gesammelt und integriert, gedeutet und bewertet. Hier entsteht auch das Körpergefühl, der »Felt Sense« (E. Gendlin 1998; siehe auch hier Abschn. 10.4), das Körpererleben, die Körperwahrnehmung, die »Verkörperung« *(embodiment)*.

sucht bei jeder Erfahrung eine ursächliche Verknüpfung, und wenn es keine findet, erfindet es eine« (Siegel 2012, S. 353).

Unsere Erinnerungen durchlaufen daher einen ständigen Prozess der Rekonstruktion, der auswählt, hinzufügt, auslöscht, rearrangiert und auf den neuesten Stand bringt. Es ist ein immerwährender Adaptationsprozess zu dem Zweck, das Überleben zu sichern. Das Gehirn speichert nicht nur die Vergangenheit, es ist auch darauf ausgelegt, unserem Alltag einen Sinn zu verleihen. Wir leben in einer »virtuellen Realität, die ausreichende Ähnlichkeit mit der echten hat« (Hanson u. Mendius 2010, S. 60).

20 % der Inputs unseres Gehirns kommen aus der äußeren Welt, 80 % der Inputs, die uns steuern, kommen aus der inneren Welt. Unsere Wirklichkeit ist also eine subjektive Interpretation der Wirklichkeit, und jeder Mensch konstruiert seine individuelle Realität. Nicht alles, was wir riechen, sehen, fühlen, hören. ist Realität (Frith 2010).

Erinnerungen sind nur Fragmente der Informationen, die unser Gehirn gespeichert hat (Siegel 2012). Unser gegenwärtiger Gefühlszustand bestimmt, woran und wie intensiv wir uns an ein bestimmtes Ereignis erinnern. Unsere gegenwärtigen körperlichen Empfindungen prägen, woran wir uns erinnern (Levine 2015).

Aristoteles bezeichnet das Gedächtnis als den Schriftgelehrten oder (sozusagen) die Bibel der Seele (»Memory is the scribe oft the soul«, zit. nach Levine 2015). Seit der Antike beschäftigt das Gedächtnis Philosophen, Künstler und Wissenschaftler. Unser Gedächtnis ist der geistige Kitt, der aus Erfahrung Lebensgeschichten macht (Oeser E. (2010).»Normale« Erinnerungen sind flexible Geschichten, die den Umständen entsprechend modifiziert werden können und einen bestimmten Zweck verfolgen. Sie haben eine soziale Funktion.

Traumata verändern Hirnstrukturen, stören neuronale Funktionskreise

Traumatische Erinnerungen haben keine soziale Funktion. Die posttraumatische Belastungsstörung ist den neuesten neurobiologischen Studien zufolge eine Krankheit des Gehirns. Menschen mit dieser Erkrankung zeigen Anomalien von Hirnstrukturen und vor allem von Funktionen. Traumatische Erlebnisse beeinflussen die störungsfreie Funktion der Hirnbereiche, verändern ihre Kommunikation, vor allem derjenigen Bereiche, die Erlebtes sammeln, verarbeiten und deuten.

Funktionskreise wie Angstkonditionierung, Erkennen von Bedrohungen und Gefahrensituationen, exekutive Funktionen wie Emotionsregulierung und kontextuelle Prozesse scheinen gestört zu sein. Dies führt dann einerseits zu dysfunktionalen Belohnungsprozessen, andererseits zu Motivationsdefiziten. Emotionen können nicht mehr reguliert werden und können sich dann als vermehrte Irritabilität, Ärger, Wut oder Ansporn zu rücksichtslosem, leichtsinnigen Verhalten manifestieren.

Die durch das Trauma entstandenen Schädigungen verändern die Angstantwort, die dann auch zur Vermeidung von Traumaerinnerungen führen. Es resultiert daraus eine anhaltende Vermeidungsantwort, auch wenn die Sicherheit wiederhergestellt ist.

Traumata können den Verlust der Jetztkontrolle bedingen

Traumatische Ereignisse stören die Kommunikation zwischen den gedächtnisbildenden Gehirnbereichen. Das deklarative Gedächtnis ist gestört.[5]

Traumaerinnerungen sind desorganisiert, im impliziten, prozeduralen Gedächtnis gespeichert und primär unbewusst (Scaer 2014). Sie werden zu Traumainszenierungen und sind, bildlich gesprochen, in einem »Käfig« eingesperrt (ebd.). Negative Bilder, Gefühle, kreisende Gedanken, unangenehme, störende sensorische Körperwahrnehmungen können die gesamte Innenwelt besetzen.

Selbst wenn man sich an einige Details der traumatischen Ereignisse klar erinnern kann, können diese Details in der Erinnerung nicht in die richtige zeitliche Reihenfolge gebracht werden. Dadurch beeinflussen und stören sie auch die Außenwelt und führen so zu neuerlichen Irritationen und Traumatisierungen.

Dies kann so weit führen, dass die betroffenen Menschen nicht mehr zwischen der realen und der irrealen Welt unterscheiden können und durch banale Alltagssituationen in einen qualvollen Abgrund gestürzt werden. Die innere und die äußere Welt werden zur »Welt des Schreckens«, in der es keine Sicherheit, keine Zuflucht, keine Geborgenheit gibt.

---

5 Wir unterscheiden zwischen einem impliziten und einem expliziten Gedächtnis. Das implizite, prozedurale Gedächtnis speichert Prozeduren (wie den Ablauf beim Radfahren) und ist unbewusst. Das explizite, deklarative Gedächtnis hilft uns beim Lernen, etwa beim Auswendiglernen, und ist bewusst.

Wenn der qualvolle Zustand anhält, sich verselbstständigt und generalisiert, den aktuellen Situationen nicht mehr angemessen ist, verlieren die betroffenen Personen die Jetztkontrolle (siehe auch Kap. 3, »Dissoziation«). Sie sind hilflos, desorientiert, fühlen sich innerlich zerrissen, geraten in Angst und Panik, in zunehmende Verzweiflung. Häufig glauben sie, »verrückt« zu werden.

Da sie die Zusammenhänge nicht erkennen können, keine Sprache dafür besitzen, keine Worte haben, um verständlich um Hilfe zu bitten, wird der Alltag für sie zu einer ungeheuren Belastung, das Überleben zur Qual.

In ihrer Verzweiflung, vielleicht auch um aufkommenden Selbsthass zu beenden, den unerträglichen Zustand zu stoppen, versuchen manche Menschen, sich selbst Schmerzen durch Ritzen, Schneiden der Haut zuzufügen. Diese schmerzhafte Prozedur sorgt für eine kurze Zeit für Erleichterung (»Dann weiß ich, warum ich leide!«, sagte eine 20-jährige Patientin).

Fallbeispiel 5 (Verlust der Worte)

Zu Beginn der Therapie klagt R., eine 43-jährige Patientin: »Ich würde so gerne reden, aber ich habe Angst, Sie [Therapeutin] verstehen mich nicht. Mir fehlen die Worte, obwohl ich weiß, Worte sind wie ein Spalt in der Tür eines von starken Mauern umgebenen dunklen Gefängnisses. Da, wo ich bin, ist es dunkel, ich kann mich nicht bewegen, mein Körper schmerzt, und ich habe furchtbare Angst. Ich rufe nach dem Wärter, mir die Tür zu öffnen. Aber er kann sie nicht öffnen, er besitzt nicht den Code, der die Tür öffnet. Nur ich selbst besitze ihn, doch ich weiß dies nicht, und wenn ich es erkenne, weiß ich den Ort nicht, wo der Code niedergeschrieben ist.«

4.3 Einfluss traumatischer Ereignisse auf Biologie und Neurophysiologie des Organismus

Trauma ist im Nervensystem und nicht im Ereignis verortet, sagen der Biophysiker und Psychologe Peter A. Levine (1986) und der Neurologe Robert Scaer (2014), und zwar vorwiegend im autonomen Nervensystem.

Das autonome Nervensystem reguliert die basalen Lebensfunktionen

Das autonome Nervensystem (ANS) wird vom limbischen System in Verbindung mit dem Hypothalamus und vom Stammhirn aktiviert und ist unabhängig von der Willkür. Es reguliert die basalen Lebensfunktionen des Individuums wie Atem- und Herz-Kreislauf-Funktion, die Funktionen der Eingeweide, der glatten Muskulatur, der Raumzuordnung und des Gleichgewichtes. Der sympathische Anteil (sympathisches Nervensystem = SNS) ist verantwortlich für die Kampf- und Fluchtreaktion des Körpers. Die Stressachse Hypothalamus/ Hypophyse/Nebennierenmark/Nebennierenrinde wird in Gefahrensituationen aktiviert und bereitet den sich in Gefahr befindenden menschlichen Körper aufs Überleben vor. Durch vermehrte Mobilität und erhöhte Wachsamkeit wird der Körper befähigt, zu kämpfen oder zu fliehen. Die Herzfrequenz wird schneller, der Blutdruck steigt, die Muskulatur ist angespannt, die Durchblutung der Organe und die Schweißproduktion nehmen zu.

Der parasympathische Anteil (PNS) sorgt dafür, diese Reaktionen wieder rückgängig zu machen und den Organismus zu seinem Ausgangsniveau zurückzuführen, wenn die Gefahr vorbei ist. Dies ist eine normale Reaktion des Organismus.

Die Folgen von Traumata sind neuroendokrine und neurophysiologische Veränderungen

Lebensgefährliche Situationen überaktivieren unser autonomes Nervensystem. Durch die Intensität und Schnelligkeit der Erfahrungen, die vielfältigen Reize, die auf das Nervensystem einströmen, ist das autonome Nervensystem überfordert und kann die Reize nicht mehr adäquat umsetzen.

Lebensgefährliche Situationen bedingen eine Überreaktion des sympathischen Nervensystems (SNS), wenn Kampf oder Flucht vorbereitet werden soll. Sollte das Alarmsystem infolge des Traumas übererregt, sozusagen im »Einschaltmodus« stecken bleiben, besteht eine anhaltende sympathische Übererregung. Sie äußert sich in bleibender erhöhter Herzfrequenz, Herzrhythmusstörungen, erhöhtem Blutdruck, erhöhtem Muskeltonus, schmerzhaften Gelenken und Faszien, leicht auslösbarer Rötung der Haut (vor allem im Gesicht und im Halsdreieck) und erhöhter Schweißneigung. Psychische Symptome sind innere Unruhe, Anspannung, Angst- und Panikanfälle, Wut, aggressives Verhalten, schnelle Erregbarkeit, Hypermanie.

Wenn in der akuten Situation eine Steigerung der Aktivität des sympathischen Nervensystems nicht mehr möglich ist, kommt es zur Aktivitätssteigerung des parasympathischen Nervensystems. Bleibt dann das autonome Nervensystem sozusagen im »Ausschaltmodus« stecken, leidet die betroffene Person unter chronischen körperlichen Schmerzen, Atem- und Kreislaufbeschwerden (Ohnmacht, Schwächegefühl), Muskel- und Bewegungsschmerzen, Bewegungsunfähigkeit, Bauchbeschwerden (vor allem Verdauungsbeschwerden), körperlicher Empfindungslosigkeit. Psychische Symptome wie Affekt- und Antriebsverlust, tiefe Resignation, seelische Empfindungslosigkeit und Erstarrung, Symptome einer Depression, Dissoziation sind die Folgen.

Wenn sympathischer und parasympathischer Anteil des autonomen Nervensystems gleich hoch aktiviert sind, sich gegenseitig »bekämpfen«, wird das Organsystem instabil (Levine 2015; Porges 2010, 2017; siehe auch hier Abschn. 10.5, 10.6). Bei höchster Erregung und gleichzeitiger Erstarrung kann die Energie im Körper nicht abgeleitet werden, sie wird eingespeichert und eingefroren.

Aus der Beobachtung der Tierwelt kennen wir den Totstellreflex, der dem Zweck dient, einem tödlichen Angriff zu entkommen. In der Humanmedizin erfüllt der kataleptische Schock, bei dem es plötzlich zur Bewegungslosigkeit, Muskelstarre des Körpers kommt, einen ähnlichen Zweck.

Fallbeispiel 6 (Autonomes Nervensystem im »Aus-Modus«, Verlust der Gefühle)

I., eine 53-jährige Patientin, hat nach ihren Aussagen die meiste Zeit nur mit dem Verstand gelebt. Sie kannte Gefühle nicht, körperliche Empfindungen äußerten sich höchstens in Schmerzen. Die Gefühle musste sie bei ihren Mitmenschen abgucken. Zu Beginn ihrer Therapie hat sie sich häufig in schwierigen und unklaren Situationen gefragt: »Was weiß ich von meiner Therapeutin, wie würde sie fühlen?« Gefühle waren in ihrer Kindheit nicht erlaubt gewesen, sie wurden von der Mutter verboten oder lächerlich gemacht. Durch Beobachtung ihrer Mitmenschen, ihrer körperlichen Ausdrucksformen, Gestik, Mimik, Sprach- und Tonmodulation suchte die heranwachsende Patientin, ihre eigenen, nicht erklärbaren Körperempfindungen, Gefühle und Gedanken zu erkennen und einzuordnen. Häufig irrte sie sich dabei, im Nachhinein erkannte sie, dass sie ihre Wahrnehmungen fehlinterpretiert hatte. Sie hatte sich bestimmte Vorstellungen von Liebe und Zugehörigkeit erarbeitet, um später feststellen zu müssen, dass sie falsch waren und neue Verletzungen zur Folge hatten. Die Sinnlosigkeit, Bedeutungslosigkeit ihrer Anstrengungen und Bemühungen nahmen kontinuierlich zu, sodass die totale Gefühl- und Empfindungslosigkeit den einzigen Schutz und Ausweg aus dem Chaos bot. In einem Therapiebericht schrieb sie: »Ich brauche Wahrnehmung, um Gefühle fühlen zu können, und Zeit, um das zu lernen.« Gefühle, gute körperliche Empfindungen waren ihr abhanden gekommen, verloren gegangen.

Die Neurowissenschaften fassen die neurophysiologischen, die neuroendokrinen Folgen traumatischer Ereignisse zusammen:

- Die neuroendokrinen Veränderungen bedingen eine veränderte Aktivität in den Gehirnorganen der Amygdala (Warnsystem des limbisches Systems).
- Die Integration eines traumatischen Erlebnisses in das deklarative und episodische Gedächtnis wird blockiert (= die Weiterleitung in übergeordnete Hirnstrukturen findet nicht statt), stattdessen wird das Erlebnis als Sinneseindruck abgelegt und bleibt von den übrigen Lebenserfahrungen abgeschnitten (Markowitsch 2009, Siegel 2012, Levine 2015, van der Kolk 2015).
- Die noradrenerge Hyperreaktivität (Warnsystem des Stammhirns) wird mit verminderter Frontallappenaktivität in Verbindung gebracht (= verminderte Steuerung der Exekutivfunktionen). Ein hyperadrenerger Status stört die Funktion der Aktualisierung von kontextuellen Informationen.
- Die gespeicherten traumatischen Erfahrungen können schon durch schwache Reize im Sinne eines konditionierten Reflexes als unmittelbares, filmartiges Wiedererleben (Flashback) reaktiviert werden.
- Porges (2017) weist aus der Sicht der interpersonalen Neurobiologie darauf hin, dass die neurobiologische Reaktion aufgrund traumatischer Ereignisse nicht nur aus Kampf- Flucht- Reaktionen besteht, sondern auch ihren Ausdruck in Immobilisierungs- und Erstarrungsreaktionen findet (siehe auch Abschn. 10.6).

4.4 Multimodale Behandlung der posttraumatischen Belastungsstörung

Aus den neurowissenschaftlichen Befunden geht hervor, dass traumatische Ereignisse vor allem eine Dissoziation von Kognition, Gefühl und Körpererleben zur Folge haben.

»Ich habe auf eine liebevolle Beziehung zu meinem eigenen Körper, zu meinem Geist und meiner Seele verzichtet, ich habe nur halb, nur kognitiv gelebt!«, sagte eine 36-jährige Patientin.

Therapiekonzepte, die darauf abzielen, sich »Geist und Körper wieder zu eigen machen« (van der Kolk 2015; siehe auch hier Kap. 9), gewinnen daher vermehrt an Bedeutung.

Die neueren Kenntnisse über die zentralnervösen Veränderungen und Einflüsse auch auf das körperliche Befinden haben das Verständnis der posttraumatischen Belastungsstörung bereichert, die Therapiemöglichkeiten wesentlich verändert und erweitert. Forschungen haben gezeigt, dass die verschiedenen Hirnregionen durch äußere Reize unterschiedlich erreichbar sind und auf unterschiedliche Weise reagieren. Die Therapieformen müssen auf diese Unterschiede zugeschnitten werden. Neben den gewohnten akustischen und optischen Sinnesqualitäten bei kommunikativen Gesprächskontakten werden nun auch Propriozeption, auch sechster Sinn genannt, und Berührung in die Therapie einbezogen.

Die Behandlung der posttraumatischen Belastungsstörung kann heute als multimodale Therapie mit bedarfsabhängiger wechselnder Betonung der jeweiligen Therapiemodule betrachtet werden. Für den Heilungsprozess ist ein wiedererreichbares und wiedergewonnenes Gefühl der Sicherheit und Nichtverletzbarkeit entscheidend, nicht nur im seelischen, sondern vor allem auch im körperlichen Bereich.

Das nachfolgende Fallbeispiel, Bericht einer 28-jährigen Patientin, schildert auf eindrückliche Weise ihr Körpererleben und mag die Notwendigkeit von Körpertherapie unterstreichen.

Fallbeispiel 7 (Die Seele verlässt den Körper)

Die Patientin M. schrieb diesen Beitrag vor vielen Jahren, treffender hätte sie die Folgen der schädigenden körperlichen und seelischen

Einflüsse nicht schildern können. Daher hat ihn die Autorin hier ausführlich wiedergegeben.

M., beim Verfassen ihres Textes Anfang zwanzig (sie ist heute Mitte vierzig), wurde in ihrer Kindheit und Jugend chronisch missbraucht. Sie beschrieb in einem kleinen Artikel (»Wie viel Körper braucht der Mensch, eine Spurensuche«, hier gekürzt mit Genehmigung der Patientin wiedergegeben) ihr Körpererleben folgendermaßen.

»Damit man als Mensch wirklich lebendig sein kann, bedarf es eines harmonischen Zusammenspiels eines inneren Körpers (im Sinne des eigenen Körperbewusstseins, der eigenen Körperwahrnehmung) und des äußeren Körpers (im Sinne einer somatophysischen Funktionalität) [...].
In Extremsituationen müssen Menschen häufig erleben, dass sie auf ihren Körper zurückgeworfen werden, und oftmals erscheint dieser Zustand als völlig unerträglich [...].

Körperliche Gewalt ist ein häufiger Auslöser für den Verlust des ureigenen inneren Körpers, aber nicht der Verlust dieses Körpers ist so schmerzlich, denn dieser Verlust ist geradezu von einer befreienden Schmerzlosigkeit begleitet, sondern die langwierige und schmerzhafte Reise, den ureigenen Körper wiederzufinden.

Auf der Suche nach dem verlorenen ureigenen Körper Worte zu finden für einen Prozess, der so gar nicht fassbar und beschreibbar ist, ist ein Wagnis, denn entweder fehlen die Worte dafür, oder sie sind zu missverständlich, klingen bizarr und unglaubhaft und lassen sich nicht in einen vernünftigen Zusammenhang bringen. Der gescheiterte Versuch bedeutet erneute Traumatisierung.

Durch Gewalt zerbricht in jedem Menschen, egal ob Täter oder Opfer, das Gefühl für das eigene wertvolle Ich.

Das Erleben körperlicher Gewalt treibt die Seele in die Flucht, irgendwohin, wo sie niemand mehr finden kann, in der unbewussten Hoffnung, dort sicher zu sein. Aber für den Körper gibt es in der akuten Situation kein Entkommen, vielleicht noch die Möglichkeit des Kampfes, eines vergeblichen Versuches der Flucht oder zu erstarren. Der Mensch und sein Körper sind zu klein, zu hilflos, um sich adäquat zu wehren, der Mensch muss bis zum Ende des schrecklichen Ereignisses aushalten. Aber leider gibt es kein Ende, da die Täter die Spuren ihrer Macht in ihm hinterlassen haben und an dieser Macht festhalten [...].

Es gibt Zeiten, in denen die Seele das Bedürfnis hat, wieder in den Körper zurückzukehren, aber dann ist es nicht mehr der vertraute alte Körper, sondern eine armselige Hülle, ein funktionierendes biologisches Substrat, nur teilweise oder gar völlig unbewohnbar, und so findet die Seele keinen Platz mehr in ihm, um dort zu wohnen.

So kommt es, dass die Trennung bestehen bleibt – wie bei zwei Planeten, die weiterhin meilenweit voneinander entfernt sind, wodurch ein Erfahrungsaustausch oder gar eine Begegnung der dortigen Bewohner unmöglich ist.

Für den Menschen aber ist das ein unerträglich schmerzhafter Zustand. Wenn die Seele im Körper nicht umherschweifen darf, fühlt er sich wie tot und leidet dennoch unerträgliche Schmerzen.

Die Seele sollte nicht versuchen zurückzukehren, doch sie kann nicht anders, denn tief in ihrem ureigenen Sein weiß sie, wo sie einmal zu Hause war, und die Sehnsucht danach wird nie aufhören [...]

Das Gefühl für das eigene Menschsein ist unmittelbar an das körperliche Erleben gekoppelt. Aber wenn dieses so grausam und schrecklich ist, nur ewiger Kampf, Flucht oder Erstarrung zum Überleben bleibt, die Seele sich nicht traut zurückzukehren, der Geist nach Entschuldigungen sucht, um dem Ganzen einen Sinn zu geben, wie soll dann der Mensch sein Gleichgewicht und seine alten kindlichen und lebensfrohen Anteile wiederfinden?

Und dennoch glauben, hoffen wir, dass darin eine ungefährliche Möglichkeit steckt, den äußeren Körper aus seiner Betäubung aufzuwecken, zu erleben, dass die Erlösung aus der körperlichen und seelischen Erstarrung gegenwärtig keine unmittelbare Bedrohung darstellt, vielmehr zu Offenheit, Flexibilität, mehr Bewegung und Freiheit führt.

Diese Erfahrung würde auch dem Geist helfen, sich aus seinen starren, selbst gebastelten Überlebensstrategien zu lösen, die leider im Alltag nicht mehr taugen, Probleme und Schmerzen eher verstärken.

Versuchen die Menschen, sich in diese neuen Erfahrungsräume hineinzuwagen, in denen sie erleben, dass sie gefahrlos und ohne weitere Schmerzzufügung sind, könnte sich ein Augenblick des bisher vergessenen oder nicht gekannten Glücksgefühls einstellen, ein Gefühl, das den Geist nähren, ihm wohltun und so zum Wiederaufbau der zerstörten Wohnstätte der Seele beitragen kann.«

5 Besonderheiten der therapeutischen Beziehung und Kontaktgestaltung bei chronischer PTBS

»Was mir letztlich geholfen hat, war, dass Sie den Mut hatten, mir als Menschen zu begegnen!«

(42-jährige Patientin)

Die therapeutische Grundhaltung ist eine Beziehung von Mensch zu Mensch

L. Reddemann (2004) nennt die therapeutische Grundhaltung eine »Ich-Du- Haltung« im Sinne von M. Buber (1923). So bleibe es nicht aus, dass der Therapeut phasenweise und für eine begrenzte Zeit des Trostes die Vater- oder Mutterrolle übernehmen müsse, besonders während der Arbeit mit kleinen verletzten Anteilen. Je komplexer traumatisiert ein Mensch ist, umso notwendiger ist es, eine Begegnung von Mensch zu Mensch zwischen Therapeut und Patient, und zwar mit seinem ganzen Wesen, herzustellen. Durch sein interessiertes und wertschätzendes Zuhören wird er zunächst zum Zeugen eines schrecklichen Erlebnisses und kann dadurch bereits zur Entlastung des Patienten beitragen.

»Endlich glaubt mir jemand, und ich muss nicht als Lügner dastehen!«, sagte eine 42- jährige Patientin, die in ihrer Kindheit und Jugend missbraucht wurde.

Verhält sich der Therapeut neutral, könnte dies vom Patienten so aufgefasst werden, als wäre er es nicht wert genug, verstanden zu werden, als müsste er sich also mehr anstrengen. Das bedeutet für ihn, die alten Strategiemuster beizubehalten, sich dabei nur noch mehr anzupassen. Hat der Therapeut keine Gefühle für seinen Patienten und versucht dies hinter einem »Pokerface« zu verstecken oder schweigt er länger, bewirkt er dadurch im Patienten Anspannung und einen Anstieg des Stresspegels. Außerdem fördert er regressives Verhalten (Reddemann und Sachsse 2000).

Eine 40-jährige Patientin erklärte im Erstkontakt: »Keiner versteht mich. Was am schlimmsten für mich ist, ist, dass die Menschen um mich herum mich nicht verstehen können oder wollen, sie können nicht sehen, was in mir abläuft! Das hat mich immer mehr verzweifeln lassen. Daher traue ich mich schon gar nicht, mich in meiner Not an jemanden zu wenden. Und manchmal meine ich auch, dass irgendein anderer durch meine Geschichte selbst in Gefahr gerät!«

5.1 Therapeutische Absprachen und Interventionen

Ein stabiles, zuverlässiges äußeres Setting ist unabdingbar. Absprachen über das äußere Setting sind in jedem Fall und exakt einzuhalten, damit das permanente Vertrauen des Patienten zum Therapeuten gegeben ist. Die Zuverlässigkeit des Therapeuten bedeutet Schutz, Sicherheit, Geborgenheit. Die beiderseitige konsequente Einhaltung von Abmachungen, Regeln bedeutet Stabilität. Grenzen werden nicht überschritten.

Die therapeutischen Interventionen müssen sorgfältig abgewogen werden

Das interventive Vorgehen richtet sich während des gesamten Therapieprozesses nach dem aktuellen Fühlen, den Gedanken und Körperempfindungen des Patienten und danach, wie sie der Gegenwart oder der Vergangenheit zeitlich zugeordnet werden können. Dabei achtet der Therapeut darauf, den Patienten durch Augenkontakt im Hier und Jetzt zu halten. Traumakonfrontation zur Auflösung traumatischer Erinnerungen ist nicht primäres Therapieziel. Vielmehr gilt es, mehr Lebensfreude für den Patienten zu erreichen und seine Fähigkeit zu Beziehungen mit seiner unmittelbaren Umgebung (wieder)herzustellen.

Die einzelnen Interventionen sollen direkt und konkret sein. Der Therapeut wägt sorgfältig seine Worte ab. Jedes einzelne Wort kann das gegenwärtige Befinden positiv wie auch negativ verändern. Wörter und Worte, die Verstehen, Anteilnahme, Akzeptanz, Trost vermitteln, dringen in das Unterbewusstsein des Patienten ein, umso mehr, wenn sie durch eine mitfühlende Geste des Therapeuten unterstützt werden.

Eine 50-jährige Patientin schrieb in ihrem Therapiebericht: »Auf die Wortwahl kommt es an, wenn es darum geht, etwas gedanklich oder gefühlsmäßig anzunehmen!«

Wenn der Therapeut eine Frage nicht beantworten kann, kann er sagen, dass er die Antwort nicht kennt, sich aber um eine Beantwortung der Frage, auch gemeinsam mit dem Patienten, bemühen will. Der Kontaktmodus und seine Sprache sind dem Alter des Patienten angepasst. Drückt sich beispielsweise in Haltung, Gesten und Sprache des Patienten aus, dass er innerlich »geschrumpft« ist, zum kleinen Kind geworden ist, wird der Therapeut den Patienten in einer kindgerechten Art und Sprache ansprechen.

Überprüfung der äußeren familiären, wirtschaftlichen und sozialen Sicherheit des Patienten

Wenn der Patient noch Kontakt zum Verursacher seines Traumas hat, kann die Therapie nicht erfolgreich sein. Finanzielle Probleme des Patienten, die die Grundversorgung im Alltag betreffen, müssen erfragt und mit sozialpädagogischer Unterstützung geklärt und beseitigt werden, bevor eine Therapie durch- bzw. fortgeführt werden kann. Sicherheit in der Arbeitssituation, Eingebundensein in ein soziales Netz sind Voraussetzungen für bleibenden Therapieerfolg.

Beziehungsaufbau und Vertrauensbildung beginnen in der ersten Sekunde des Kontaktes

Der Beziehungsaufbau, die Vertrauensbildung beginnen in der ersten Sekunde des Kontaktes mit dem Patienten und sind Grundvoraussetzung für ein erfolgreiches therapeutisches Arbeiten. In der Not und Verzweiflung des Patienten sind die Meinungen, die Haltung seines Therapeuten von lebensnotwendiger Bedeutung. Eine wohlmeinende Aufmunterung, die eine Aufforderung zu einer neuen, positiven Erfahrung beinhaltet, kann helfen, zerstörerische innere Glaubenssätze neu zu überdenken.

Vertrauensbildendes Verhalten des Therapeuten geschieht durch Hinschauen und Zuhören, durch Nachfragen in dem Bemühen, den Patienten zu verstehen. Menschen haben ein grundsätzliches Bedürfnis, gesehen und erfühlt zu werden.

Trennung von positiven und negativen Erfahrungen

Bereits im Erstkontakt sucht der Therapeut positive Erfahrungen, die der Schreckenswelt des Patienten ein Gegengewicht aufbauen. Diese möglichen Erfahrungen werden möglichst schriftlich festgehalten (Liste positiver Alltagsbewältigung), damit in Notzeiten darauf zurückgegriffen werden kann. Dem Schrecklichen werden Grenzen gesetzt. Die traumatischen Erinnerungen können auch erst einmal weggepackt und an einem sicheren Ort verwahrt werden (Tresorübung). Der Patient soll sich sicher und geborgen fühlen können, lernen, sich selbst als Zuschauer des eigenen Handelns zu sehen. Von einem imaginären sicheren Ort aus lernt er, das Erlebte (siehe Abschn. 9.2, »Sicherer Ort«) zu betrachten.

Ressourcen aktivieren

Das Auffinden und Stärken von Ressourcen fördert die Selbstheilungskräfte des Patienten. Seine guten Eigenschaften, seine Tugenden wie Mut, Gerechtigkeitssinn, Weisheit, Güte, Stärke, Durchhaltevermögen, Neugierde und teilweise auch Lebendigkeit, die er in seinem bisherigen Leben bewiesen hat, sollen aufgerufen werden. Es sind frühere Lebensleistungen, die ihn an seine Stärke erinnern, die zu neuen und guten Taten, zu Überlebensmut und Durchhaltevermögen motivieren sollen. Den negativen physischen und psychischen Wahrnehmungen werden positive Gefühle, Gedanken, die Wahrnehmung angenehmer Körperempfindungen entgegengestellt (Levine 2015 nennt diese Methode »Pendeln«).

Äußere körperliche Veränderungen geben Auskunft über den Stresspegel des Patienten

An der Körperhaltung des Patienten, am Gesichtsausdruck, an der Hautfarbe, am Tonus seiner Muskulatur ist zu erkennen, wie ausgeprägt die physiologische Stressreaktion ist. Am leichtesten ist die Stressreaktion an der Atmung zu erkennen. Bei positiv wirkenden Worten wird sie gleichmäßiger und langsamer. Manche Patienten gähnen; eine vorhandene Rötung im Bereich des Halsausschnittes, besonders bei Frauen, nimmt ab; Patienten schwitzen weniger, sichtbar im Gesicht und an der Kleidung, was sich auch am Geruch bemerkbar machen kann.

Andererseits kann ein Wort, das mit dem Verursacher des Traumas assoziiert ist, den Patienten wieder in die Vergangenheit katapultieren. Die erhöhte Alarmbereitschaft seines Körpers wird erkennbar an schnellerem Atmen, verkrampfter Körperhaltung, erhöhtem Puls, manchmal sichtbar an der Halsschlagader, durch vermehrte Rötung im Halsbereich, durch vermehrtes Schwitzen und unangenehmen Körpergeruch. Es sind Zeichen seines deutlich angestiegenen Stresspegels. Dann benötigt er eine Pause und beruhigende Maßnahmen (siehe auch »Notfallkoffer«, Abschn. 9.5).

Selbstberuhigung und Selbstregulation, Selbstkontrolle

Der Patient benötigt Techniken der Selbstberuhigung und Selbstregulation (siehe Kap. 9), um die an die Oberfläche kommenden überflutenden Erinnerungen an die traumatische Vergangenheit auch außerhalb der Therapiestunde regulieren zu können.

Übungen zur *Selbstbestimmung*, zum *Selbstmanagement*, zur Übernahme von Eigenkontrolle unterstützen das Grundbedürfnis der Patienten nach Selbstkontrolle (Grawe 1998, 2004).

»Ich möchte verstanden werden in meinem Bemühen, es immer zuerst ganz, ganz lange alleine auszuhalten!« (Aussage einer 45- jährigen Patientin).

Wahrnehmungskorrekturen können zunächst eine Gefahr für den Patienten bedeuten und nicht aushaltbare, in der Art und Intensität bisher nicht gekannte Gefühle, sogar körperliche Schmerzen hervorrufen.

»Jetzt sind meine Gefühle überdimensional! Ich kann sie kaum aushalten!«, klagte eine 54-jährige Patientin.

Der Patient braucht Zeit, das neu Erlebte zu verdauen. Therapeutische Pausen dienen auch dazu, seine stabilen Selbstanteile zu aktivieren und ihm deutlich zu machen, dass er auch ohne die Hilfe des Therapeuten für eine begrenzte Zeit zurechtkommen kann.

Hilfs-Ich-Funktion des Therapeuten, Halt geben

Es gibt Zeiten, in denen die Patienten vornehmlich therapeutischen Halt benötigen.

Für den Therapeuten bedeutet dies, einfach anwesend zu sein, geduldig und mit freundlichem, offenen und zugewandten Gesicht dem Patienten zuzuhören, ohne heilen zu wollen. Ein Lächeln, einfache, verständliche, aufmunternde, verständnisvolle Worte, eine kleine sanfte Berührung (siehe Abschn. 9.4), wenn sie der Patient gestattet, können dann Wunder wirken. Die Erfahrung des Patienten, in Verzweiflung und Chaos nicht alleingelassen zu sein, einen starken und mutigen Begleiter an der Seite zu haben, ist dann lebenserhaltend. Weil er selbst seine eigenen Reaktionen nicht mehr einordnen kann, kann er sich in seinem Denken, Fühlen und Handeln am Denken, Fühlen und Handeln seines Therapeuten orientieren. Er ist sich selbst fremd: »In dieser Situation habe ich keine Kraft mehr zu unterscheiden. Der Therapeut muss dann als Mensch sichtbar werden. Ich muss wahrnehmen, dass er nicht nur eine Rolle erfüllt. Er muss den Mut haben, aus seiner therapeutischen Rolle herauszutreten. Das gibt mir die Kraft und den Mut, zu dem zu stehen, was ich bin und was ich tue!« (Aussage einer 38-jährigen Patientin).

Da der Patient in dieser vorübergehenden Phase Eigenkontrolle und Selbstbestimmung aufgibt, muss der Therapeut seine Hilfs-Ich-Funktion konkretisieren und bearbeiten. Die Gefahr einer konstanten Abhängigkeit des Patienten vom Therapeuten ist während dieser Zeit besonders hoch. Die aktiven, beruhigenden, tröstenden, unterstützenden Funktionen werden dann zu einseitig an den Therapeuten delegiert, und im längeren Therapieverlauf können im Patienten Vorstellungen und Bilder davon entstehen, dass er nur durch die unterstützende Beziehung zum Therapeuten den Alltag meistern und Stabilität erreichen kann.

In diesem Zusammenhang bedeutet Haltgeben auch, für die Unabhängigkeit und Autonomie des Patienten zu sorgen.

Die Auflösung des dissoziativen Zustandes benötigt Umsicht und Geduld

Dissoziative Zustände (siehe auch Kap. 3) aufzulösen, die zunächst dem Patienten Schutz gewähren, erfordern zeitliche Umsicht und Geduld, ein vorsichtiges Vorgehen. Will der Therapeut den Patienten möglichst wenig unter Zeitdruck setzen, bieten sich Doppelstunden an, oder es ist zu empfehlen, den Patienten am Ende des Arbeitstages des Therapeuten einzubestellen.

Es ist günstig, im therapeutischen Setting (in der Therapiestunde) eine Pause einzulegen, wenn die Arbeit mit den dissoziierten Anteilen beendet ist (Patienten können diese Pause etwa für einen Toilettengang nutzen, der Therapeut für seine Aufzeichnungen). Dadurch erhöht sich die Chance für den Patienten, in die Gegenwart zurückzukehren.

Um die dissoziierten Erinnerungen integrieren zu können, braucht der Patient den Bericht des Therapeuten über den Ablauf und die Details der vorangegangenen Arbeit. Der Patient kann sich an den zuvor geführten Dialog und die Geschehnisse während seines dissoziierten Zustandes meist nur teilweise oder gar nicht erinnern. Dies hängt davon ab, inwieweit die dissoziierten Erinnerungsstücke bereits in sein bewusstes Gedächtnis übergeführt wurden. Verständnislücken können mit dem sich in der Gegenwart befindenden Patienten ergänzt und Missverständliches kann korrigiert werden. Wenn der Patient sich während des therapeutischen Prozesses geborgen und sicher fühlt, nimmt sein Bedürfnis stetig zu, die traumatischen Erinnerungen zu integrieren und die Bruchstücke zu einer Geschichte zusammenzuführen.

Der Integrationsakt kann an einem Aufleuchten der Patientenaugen beobachtet werden, ein für den Therapeuten hoffnungsvoller »Augenblick« im oft leidvollen Therapieprozess. Gelegentlich ist das »klick!« im Gehirn des Patienten buchstäblich zu hören.

Wenn traumatische Erinnerungen nur teilweise integriert werden können, tauchen sie im Verlaufe des Therapieprozesses wieder auf, jedoch in veränderter Form, lebendiger, friedfertiger. Die ehemals negativen Energien erscheinen nun weniger zerstörerisch. Die Aussagen des Patienten zeugen von mehr Empathie, gelegentlich sogar von liebevollen Gefühlen.

Nicht immer ist es in der aktuellen therapeutischen Sitzung möglich, den dissoziativen Zustand des Patienten zu beenden. Dann ist das Angebot des Therapeuten, im Notfall telefonisch erreichbar zu sein, notwendig und hilft ihm, die Zeit bis zur nächsten regulären Therapiestunde zu überbrücken. Diese Intervention gibt ihm das Vertrauen und die Sicherheit, auch mit seinen dissoziativen Anteilen ernst genommen und angenommen zu sein. Wie wir später sehen werden (Abschn. 8.1), ist die achtsame Beziehung des Patienten zu seinen dissoziativen Anteilen für die Aufrechterhaltung seines inneren und äußeren Dialoges notwendig. Nur so kann der Heilprozess in Gang gehalten werden.

Wechsel und Anpassung des Beziehungsangebotes im Laufe der Therapie

Das Beziehungsangebot des Therapeuten an den Patienten verändert sich ständig, passt sich dessen Bedarf und den sich wechselnden Phasen des Therapieprozesses an.

Stehen zu Beginn der Therapie seine Sicherheit und Stabilisierung im Fokus der Behandlung, so sind in späteren Phasen Erziehungsarbeit und Wahrnehmungskorrektur des bisher Erlebten vordergründig (siehe auch Abschn. 8.1).

Gemeinsames Konkretisieren von Zielvorstellungen stärkt das erwachsene Selbst des Patienten – Der Patient als Cotherapeut

Im Verlauf der Therapie muss der Patient ständig für Neues bereit sein. Nur dadurch ist Veränderung möglich. Das Zusammenfassen und Konkretisieren des bisher Erreichten und die Erarbeitung von neuen Zielvorstellungen schaffen Orientierung und stellen sicher, sich auf dem richtigen therapeutischen Weg zu befinden. Dazu gehört auch das kritische Überdenken dessen, ob die Art der therapeutischen Arbeit in der jeweiligen Therapiephase für den Patienten noch stimmig ist. Menschen, deren Grundbedürfnis nach Kontrolle und Orientierung gestört wurde, benötigen eine kontinuierliche Stärkung ihres erwachsenen Selbst, ihrer Eigenverantwortung und Eigenkontrolle. Scham-, Unsicherheitsgefühle, auch Misstrauen gegenüber dem Therapeuten werden dadurch verringert.

Beide Parteien verpflichten sich immer wieder aufs Neue zur gegenseitigen Offenheit. Erreichte Ziele, eingesehene Fehler und Umwege im Erreichen der Ziele werden konkretisiert und bedeuten Begrenzen und Beenden des im Trauma vergangenen Unrechts, Anbeginn von Neuem. Die erwachsenen Anteile der Patienten werden als Cotherapeuten gewonnen.

Blick frei für Neues, Mut zum Experimentieren

Erfahren lernen, wie sich das Leben leichter anfühlt, wissen, dass neues, gefahrloses Erleben möglich ist, dass sich Wahrnehmungen von Empfindungen in kurzer Zeit ändern können, das ist die Basis des Heilens.

5.2 *Widerstand und Abwehr des Patienten*

Widerstand, Abwehr und Vermeiden signalisieren das Unvermögen des Patienten, mit den traumatischen Inhalten umzugehen, oder auch eine Retraumatisierung. Das Grundbedürfnis der betroffenen Person nach Kontrolle und Orientierung ist auch bei schwersten Traumafolgestörungen zu beobachten.

Das traumatisierte Selbstbild des Patienten erhält die Funktion einer Ersatzidentität

Wenn das Selbstbild des Patienten, traumatisiert zu sein, die Funktion einer Ersatzidentität erhält, ist es durch Abwehr von Weiterentwicklung und Nachreifung gekennzeichnet. Die betroffene Person kann ihr reduziertes Selbstkonzept nicht überwinden. Häufig verbirgt sich hinter diesem Versagen die ungeheure Angst, durch das Eintreten von Neuem und Unbekannten erneut verletzt zu werden. Dann ist es für ihn ungefährlicher, die bisherigen Strategien zur Aufrechterhaltung der vermeintlichen Lebensbalance beizubehalten. Er verharrt in der Opferrolle. Dadurch gelingt es ihm, noch einen Rest an Zugehörigkeit zu den Mitmenschen verspüren zu können, ohne panische Ängste aushalten zu müssen. Dadurch hofft er, dem quälenden Gefühl des Alleingelassenseins und dem Leeregefühl zu entgehen.

Die traumatischen Erlebnisse können nicht erzählt werden

Traumatisierte Patienten wollen ihre Geschichten nicht erzählen, oder sie verharmlosen sie aus Angst vor Entdeckung, haben Schamgefühle, fürchten Ablehnung oder Zurückweisung. Möchten sie doch nach außen hin einen letzten Rest an Zugehörigkeit zur Gemeinschaft aufrechterhalten, auch wenn sie sich innerlich nicht zugehörig fühlen. R. Schwartz (2002) rechnet dies dem Bedürfnis des Patienten zu, sein unverletztes Selbst zu schützen und die verletzten, schädlichen Anteile zu dissoziieren. Oder die inneren, zerstörerisch wirkenden Persönlichkeitsanteile (siehe »Ego-State-Therapie«, Abschn. 8.1) behindern einen Beziehungsaufbau oder lassen ihn gar nicht erst zu.

Erneute Destabilisierung der Patienten

Wenn sich der Patient im Verlauf der Therapie erneut destabilisiert, ist das häufig auch auf äußere Ereignisse (z. B. Wohnungswechsel, Versorgungs- oder finanzielle Probleme) zurückzuführen. Dann benötigt er eine therapeutische Pause, um seine Angelegenheiten mit anderweitiger Unterstützung regeln zu können, und die Zusicherung des Therapeuten, nach Abschluss und Regelung seiner Angelegenheiten wieder kommen zu und/oder sich im Notfall melden zu können (siehe auch Abschn. 5.1).

Retraumatisierung durch Beschuldigung, psychotisch oder ein Lügner zu sein

Manchmal haben Patienten die Erfahrung gemacht, dass ihre Aussagen (auch Zeugenaussagen) abgelehnt, als Hirngespinste abgespeist oder sie gar als psychotisch dargestellt wurden.

Fallbeispiele 8 (Retraumatisierung durch Verleugnung seitens Angehöriger oder des sozialen Umfelds)

Als S., eine 36-jährige Frau, als Kind ihrer Mutter anvertrauen wollte, dass der im Dorf und von ihrer Familie so sehr angesehene Nachbar sie regelmäßig missbrauche, wurde die Mutter wütend und schrie: »Wehe, du erzählst irgendjemand etwas davon! Du gehörst ja in die Psychiatrie!« Diese furchtbare Bedrohung, weggesperrt zu werden, ließ die Patientin bis ins erwachsene Alter schweigen. Erst als ihre Ehe aufgrund des zunehmenden Drucks ihres Ehemannes wegen ihres abweisenden sexuellen Verhaltens zu scheitern drohte, fasste sie sich ein Herz und ging zu einem Therapeuten, um zu erfahren, dass sie auch diesmal nicht ernst genommen wurde. In ihrer Not wandte sie sich an eine Schutzeinrichtung für Missbrauchsopfer (den Weißen Ring) und begann, für ihre Rehabilitation zu kämpfen, um nicht länger das verzweifelte Gefühl von Ohnmacht und Hilflosigkeit ertragen zu müssen. Die notwendigen Befragungen verlangten ihr einen furchtbaren Preis ab, nämlich den der ständigen Retraumatisierung. Mit negativer Energie beladene zerstörerische Persönlichkeitsanteile traten zum Schutz verletzter innerer Anteile der Patientin an die Oberfläche: Während eines stationären Aufenthaltes äußerte sie, die zuvor in ihren Gefühlen erstarrt war, welche jetzt wiedererweckt und sensibilisiert wurden, eine ungeheure Wut und richtete die Wut wahllos auf ihre Umgebung. Sie beschimpfte und entwertete andere Patienten, Pflegekräfte und Therapeuten, suchte offenkundig Streit, durchbrach Verhaltensregeln und die Stationsordnung, was dann leider zu der Entlassung aus der stationären psychotherapeutischen Behandlung führte. Offensichtlich fühlte sich die Patientin weiterhin unverstanden und nicht angenommen in ihrer neu aufgekommenen Aggression. Die behandelnden Therapeuten haben auf die äußeren Begebenheiten reagiert, ohne die innere Verzweiflung, das Chaos und den Orientierungsverlust der Patientin, ihr erlebtes unendliches Leid zu beachten. Die Wut der Patientin war ein letzter verzweifelter Versuch, Ohnmacht und Hilflosigkeit zu überwinden und Kontrolle zu behalten.

M., heute Ende vierzig, litt nach jahrelangem Missbrauch in der Kindheit an einer schweren dissoziativen Störung. Aufgrund finanzieller Probleme stellte sie einen Antrag auf Unterstützung gemäß dem entsprechenden Landes-Opferschutzgesetz. Sie war wegen der Symptomatik einer Persönlichkeitsstörung, mehrerer lang anhaltender psychiatrischer Aufenthalte in einer geschlossenen Abteilung und anschließend in sozialen Einrichtungen als nicht arbeitsfähig frühberentet worden. Der Antrag wurde durch die Gutachterin abgelehnt, weil die Aussagen der Patientin zu chaotisch, verwirrend, irrig und bruchstückhaft wirkten, als dass sie glaubwürdig erschienen. Die Patientin, obwohl durch Therapeuten und Sozialpädagogen unterstützt und vorbereitet, geriet während der gesamten Befragung in einen dissoziativen Zustand und war nicht in der Lage, eine zusammenhängende und für die Gutachterin nachvollziehbare Geschichte zu erzählen.

M. hat bereits im Vorschulalter, im Kindergarten, durch auffallendes Verhalten versucht, Aufmerksamkeit auf sich zu lenken, auch später in der Schule. Einen letzten derartigen Versuch hatte sie mit acht Jahren unternommen, als sie einen Suizidversuch begangen hatte und in ein vorbeifahrendes Auto gelaufen war. Sie hatte sich mehrere Knochen gebrochen. Anstatt damals Zuwendung von den Eltern zu erhalten, war sie beschimpft und bestraft worden, besonders vom Vater. Danach gab sie es auf, wahrgenommen und gehört zu werden, funktionierte mechanisch, ohne jegliches Gefühl für ihren Körper, wie sie berichtete. Sie habe ihre Seele verloren. Als sie 20 war, seien, nach erfolgreichem Schulabschluss und während eines Praktikums, die traumatischen Erinnerungen plötzlich aufgebrochen und hätten sie in ein schlimmes Chaos gestürzt. Sie habe ihre Lebensorientierung verloren, und ein unvorstellbarer Leidensweg habe begonnen.

Seit dieser Zeit (vor über 20 Jahren) befindet sich M. unter Einsatz von viel Zeit und Geld (teils durch Sozialdienste, teils privat) in fachspezifischer Behandlung. Die Ablehnung der Opferschutzrente durch die damalige Gutachterin hatte für die Patientin eine massive Retraumatisierung bedeutet. Sie hatte das Gutachten gelesen und daraus abgeleitet, eine Lügnerin zu sein. Nicht genug, dass die furchtbaren, schmerzhaften Erinnerungen an die Vergangenheit, die sich auch in ihren Körper eingebrannt hatten, sie täglich quälten, sondern es traten plötzlich erneut zerstörerische innere Anteile an die Oberfläche, die die Patientin mit einem Todeswunsch vehement unter Druck setzten.

Wegen der negativen Beurteilung ihres Antrages hatte M. fast zwei Jahre lang den Boden unter den Füßen und jegliche Orientierung in der inneren wie auch in der äußeren Welt verloren. Es herrschte nur noch verzweifeltes Chaos um sie herum. Anderthalb bis zwei Jahre erneute intensivste therapeutische Unterstützung und Begleitung von Therapeuten, denen sie seit Jahren zu vertrauen gelernt hatte, brachten eine allmähliche Besserung ihres Befindens, eine Neuorientierung, und sie gewann stückweise die Kontrolle über ihr Alltagsleben zurück.

Der Heilungsanspruch des Therapeuten verführt dazu, den Patienten zu überfordern

Die Versuchung und Neigung, den Patienten zu überfordern, ist aufgrund des »Heilungsanspruches« des Therapeuten häufig zu groß. Wenn der Schutzmantel der Dissoziation erst einmal »wegtherapiert« ist, ist die Verwundbarkeit und Irritierbarkeit des Patienten wesentlich größer.

»Jetzt stürzen dauernd neue Gefühle über mich herein, mit denen ich nicht umzugehen weiß, früher habe ich wenigstens funktioniert. Ich wünsche mir vom Therapeuten Geduld, so einfach kann ich eine so gravierende Umstellung nicht verkraften! Schlimmer noch, die häufigen Rückfälle und neuerlichen Einbrüche machen mir mehr Schuldgefühle, und ich schäme mich, weil ich es wieder nicht geschafft habe« (Aussage einer 40-jährigen Patientin).

5.3 Beziehungsfallen und Selbstschutz des Therapeuten

Trotz gemachter positiver Erfahrungen in der Therapie fällt es den Patienten manchmal schwer, dem Therapeuten zu trauen. Dies kann sich auch darin äußern, dass sie plötzlich andere therapeutisch tätige Personen aufsuchen oder die Therapie aussetzen. Allzu leicht sind die betroffenen Personen in ihrem Alltag irritierbar und werden wieder in die Vergangenheit katapultiert. Dies verlangt eine kontinuierliche Klärung ihrer innerpsychischen Prozesse, und sie benötigen hierbei wiederholten Zuspruch, Aufforderung und Aufmunterung zur Geduld und zum Durchhalten.

Der Therapeut sieht sich in seinen Bemühungen infrage gestellt

Es ist nicht selten, dass der Therapeut sich während des Behandlungsprozesses vom Patienten infrage gestellt sieht, seine therapeutischen Kompetenzen angezweifelt werden. Es ist, als wollten die »inneren Saboteure der Heilung« (siehe Abschn. 8.1) des Patienten die kontinuierliche Bereitschaft des Therapeuten, ihm unverändert Sicherheit, Geborgenheit und Wärme zu geben, geduldig Anteil zu nehmen, und zwar ohne Gegenleistung dafür zu bekommen, testen.

Rollentausch im Therapieprozess durch Schuldgefühle des Patienten

Wenn der Therapeut sich durch die Schilderungen des Patienten betroffen fühlt und dies seinem Gegenüber vermittelt, können Schuldgefühle im Patienten hervorgerufen oder bereits vorhandene Schuldgefühle verstärkt werden. Es kommt zum Rollentausch. Der Patient beginnt, seinen Therapeuten zukünftig zu schonen, ihm den Einblick in seine innere Welt vorzuenthalten. Der therapeutische Kontakt beschränkt sich auf äußerliche Begebenheiten. Die die Außenwelt beeinflussenden inneren Konflikte des Patienten können nicht aufgedeckt und bearbeitet werden.

Wenn der Therapeut den Kontakt zu seiner eigenen Freude an der Arbeit verliert, wird die Grenze zwischen seinem Erleben und dem Erleben des Patienten undicht. Er wird selbst zum sekundär Traumatisierten mit depressiven, hoffnungslosen, seinen eigenen Wert infrage stellenden Gefühlen. Er wird selbst zum Opfer. Körperliche Symptome wie Schlafstörungen, funktionelle Herz-Kreislauf-, Magen-Darm-Beschwerden, Schmerzen des Bewegungsapparates können die Folge sein.

Der Therapeut muss auf seinen Selbstschutz achten

Der Therapeut muss auf seine eigenen Bedürfnisse, seinen Selbstschutz achten. Eine regelmäßige Supervision durch einen dafür ausgebildeten Fachkollegen ist zu empfehlen. Selbst nach lang andauernder Therapie eines Patienten, wenn die wesentlichen traumatischen Erfahrungen bearbeitet sind, können traumatische Schemata der Vergangenheit des Patienten den zwischenmenschlichen Kontakt zwischen Therapeut und Patient weiterhin beeinflussen und steuern. Dies kann sich in Selbstbeschuldigungs- und selbstschädigenden Beziehungsarrangements (Horowitz et al. 1980) zeigen.

6 Therapiekonzepte: Medikamente, innovative und experimentelle Verfahren

Ein *drei-phasiges Grundlagenmodell* der Trauma-Therapie wurde erstmals von Pierre Janet (1889) beschrieben. Er teilte die Behandlung in folgende Phasen ein:

- Stabilisierung des Patienten im sozialen, psychischen, körperlichen Bereich und Stabilisierung in der therapeutischen Beziehung
- Traumaexposition
- Trauern, Sinnfindung, Integration und Neuorientierung.

Dieses Phasenmodell dient immer noch als Grundlage der therapeutischen Arbeit. Pharmakologische Behandlungen sind heute vorwiegend auf Symptome gerichtet.

Bei den psychologischen Behandlungsmethoden favorisierten kritische Review- und Therapierichtlinien die kognitive Verhaltenstherapie. Seit etwa zehn bis 15 Jahren (von 2018 aus gesehen) aber beschäftigten sich Forscher mit dem Vergleich von unterschiedlichen psychotherapeutischen Behandlungsprotokollen und stellten fest, dass bisher nicht anerkannte Therapiemethoden gemeinsame Komponenten aufweisen. In allen stehen die Psychoedukation, die Emotionsregulierung, das kognitive Aufarbeiten des Traumas und die Bedeutung des Geschehens für den Patienten im Fokus der Therapie.

Die Therapieziele und -techniken und die Effektivität der Behandlung unterscheiden sich in der frühen Betreuungsphase nach Trauma von den Zielen derjenigen Therapien, die bei protrahierter, chronischer Traumatisierung eingesetzt werden.

Innovative (körperbezogene, experimentelle) Behandlungsmethoden wurden zunehmend weiterentwickelt und nehmen heute einen immer breiteren Raum ein.

Dennoch ist das Finden einer effektiven Therapie eine Herausforderung, da Patienten unterschiedlich auf die angebotenen Methoden reagieren und die Rate derjenigen, die auf eine bestimmte Methode unter den vielfältigen Herangehensweisen nicht ansprechen, hoch ist.

Einzelne Therapieformen können zwar die Symptome der posttraumatischen Belastungsstörung vermindern, dennoch bewirken sie keine Remission der Erkrankung (Longo 2017).

Depressionen, Angst- und Panikstörungen, Borderlinepersönlichkeitsstörungen, Suizidverhalten und Substanzmissbrauch gehen häufig mit einer posttraumatischen Belastungsstörung einher. Diese Störungen dominieren zunächst das Krankheitsbild und bestimmen die Art der Behandlung. Häufig zeigen sich erst im therapeutischen Verlauf die ursächlichen Zusammenhänge mit einem traumatischen Geschehen.

6.1 Medikamentöse Therapie

Zu allen Zeiten haben Menschen »chemische Stoffe benutzt, um mit traumatischen Belastungszuständen fertig zu werden« (Bessel van der Kolk 2016, S. 269). »Schon vor der pharmakologischen Revolution herrschte die Auffassung vor, die Aktivität des Gehirns sei sowohl von chemischen als auch von elektrischen Signalen abhängig« (Bessel van der Kolk 2016, S. 368).

Die medikamentöse Behandlung bei posttraumatischer Belastungsstörung ist umstritten.

Spezifische Symptome einer PTBS wie beispielsweise die Schlafstörung können alternativ zur psychologischen Behandlung medikamentös behandelt werden. 74 % der Patienten, die das Department of Veterans Affairs in den USA aufsuchten, bekommen antidepressive Medikamente, Anxiolytika, Sedativa oder Neuroleptika (antipsychotisch wirkende Medikamente) (Longo 2017). Allerdings werden dadurch ihre Schlafstörungen, Albträume und die anderen PTBS-Symptome wie beispielsweise die qualvollen Empfindungen nicht beeinflusst. Auch viele andere Patienten mit dieser Symptomatik erhalten antidepressive Medikamente, nur wenige zeigen eine anhaltende Symptomverbesserung. Die Medikamente erleichtern zwar vorübergehend die Symptome, bedingen jedoch kaum eine Vollremission und können auch kaum einen Rückfall verhindern. Nur wenn die Dosierung über mehrere Monate hin angepasst und wenn die volle Dosis über sechs bis zwölf Monate gegeben wird, vermindert dieses Regime das Risiko eines Rückfalles. Medikamente können zu Beginn der Therapie unterstützend wirken, ersetzen aber keine psychologischen Maßnahmen. Benzodiazepine sollten nicht eingenommen werden, sie können eine paradoxe Reaktion, ein von Angst getriebenes Verhalten hervorrufen.

Die vorbeugende medikamentöse Behandlung einer posttraumatischen Belastungsstörung wurde in Studien geprüft. Da die Ergebnisse nicht einheitlich sind, ist diese vorbeugende Behandlung nicht zu empfehlen (Longo 2017).

Neuerdings gibt es Hinweise, dass Cannabinoide PTBS- bezogene Symptome wie Schlaflosigkeit, Albträume und Übererregung vermindern können. Allerdings birgt diese Gabe das Risiko der Abhängigkeit, der Psychose und der Stimmungsschwankungen und muss daher sorgfältig erwogen werden.

6.2 Innovative und experimentelle Verfahren

Energetische Psychologie

Aus der energetischen Psychologie (vgl. Bohne 2010, Graig 2011; Church 2014) kennen wir das Klopfen auf Akupunkturpunkte des Meridiansystems, das den Körper stimulieren soll. Diese Erkenntnis führt zurück auf das alte China und wurde später als Möglichkeit zur Stressreduktion entwickelt (vgl. Gallo 2009). M. Bohne (2010) hat ein Interventionsinventar entwickelt, das das Klopfen auf energetische Punkte mit der Bearbeitung von dysfunktionalen Beziehungsmustern und damit zusammenhängenden Überzeugungen verbindet. Nach der Erfahrung der Autorin waren Patienten mit komplexer posttraumatischer Belastungsstörung zu Beginn der Behandlung nicht zu motivieren, dieses Verfahren, das auf die Selbstaktivierung der Patienten setzt, zu erlernen. Die inneren »Saboteure« (siehe Abschn. 8.1) waren zu misstrauisch und behinderten die Ausführung. Auch war den Patienten die Selbstberührung unangenehm. In der späten Therapiephase der Alltagsbewältigung, wenn Verständnis und Sinngebung der störenden Wahrnehmungen erlernt und zumindest zeitweise Kontrolle und Orientierung zurückerlangt sind, ist dieses Verfahren im Rahmen der Selbstfürsorge und als Tool zur Selbstberuhigung nützlich.

Eye-Movement Desensitization and Reprocessing Therapy (EMDR)

Als entdeckt wurde, dass bestimmte Augenbewegungen bei einem Menschen, der innerlich mit den Gedanken, Gefühlen und Körperempfindungen bezüglich eines in der Vergangenheit liegenden Traumas beschäftigt ist, seine Empfindungen aktuell veränderten, wurde die EMDR- Technik entwickelt (siehe Shapiro 1998; auch hier Abschn. 7.1). Während der EMDR- Therapie wird der Patient gebeten, sich auf traumatische Bilder zu konzentrieren, während er gleichzeitig horizontale Augenbewegungen vollführt.

Das wohl interessanteste Merkmal von EMDR ist (van der Kolk 2015), dass diese Methode scheinbar unzusammenhängende Empfindungen, Emotionen, Bilder und Gedanken in Verbindung mit den ursprünglichen traumatischen Erinnerungen aktivieren kann. Dies ist ein Umgestalten alter Informationen zu neuen Zusammenhängen. Die grundlegende EMDR-Anweisung ist: »Vergegenwärtigen Sie sich dieses Bild weiter, und folgen Sie den Bewegungen meines Fingers!« (Der Patient wird angehalten, horizontale Augenbewegungen durchzuführen, während er dem Finger des Therapeuten folgt.)

Biofeedback- und Neurofeedbackverfahren

Biofeedbackverfahren ermöglichen es für den Patienten, unbewusst verlaufende Prozesse in seinem Körper sichtbar zu machen, und trainieren ihn, diese Prozesse zu beeinflussen. Neurofeedback spiegelt dem Gehirn seine eigenen Funktionsweisen wider (Neurofeedback regt das Gehirn an, bestimmte Gehirnwellenfrequenzen zu verstärken, andere zu verringern, dadurch können Selbstregulationsfähigkeiten erkannt und verstärkt werden). Traumatisierungen haben zur Folge, dass die emotionalen Gehirnzentren übertrieben wachsam auf die geringsten Anzeichen von Gefahr reagieren und dann sofort eine Kampf-Flucht-Reaktion initiieren (siehe auch Abschn. 4.3). Dies wird durch die Technik »Feedback« dem Patienten sichtbar gemacht, und er erhält eine Belohnung durch einen Ton oder eine Bewegung auf dem Bildschirm, wenn es ihm gelingt, seine Reaktion zu verändern.

Neurofeedback trainiert darin, die PTBS-assoziierten Hirnveränderungen zu regulieren, indem die Patienten bei meist gleichzeitigen elektroenzephalografischen Aufzeichnungen (EEG) lernen, ihre Hirnaktivität anzupassen (Reiter et al. 2016).

Transkranielle Magnetstimulation (TMS) ist eine nichtinvasive Methode, die die neuronale Aktivität durch Anbringen von magnetischen Impulsen an bestimmten Hirnregionen verändern kann. Bereiche des Gehirns können dadurch entweder stimuliert oder gehemmt werden.

7 Therapiekonzepte: Sprache, Trance, Bilder

»… dahinein eine Zusage, bejahender Stimmenklang – ein Gesicht, Augenblicke, Gedanken, Worte und Hände mir zugewandt, mich umgebend und mitnehmend … Wirklich und echt. Das Hier und Jetzt als möglich, als machbar für eine Spanne Zeit. Noch dableibend.«

(Ausschnitt aus einem Gedicht einer 35-jährigen Patientin)

7.1 Kognitive Verhaltenstherapie

Interventionen, die *kurz* nach einem Trauma erfolgen, beinhalten neben medikamentöser Behandlung vor allem *Stressmanagement.* Der in der Therapiegeschichte zuerst praktizierte Stressmanagementzugang war psychologisches *»Debriefing«. P*sychologisches Debriefing ist eine Methode der Notfallpsychologie, sie unterstützt die Verarbeitung eines isolierten traumatischen Geschehens innerhalb eines Zeitfensters von ein bis zwei Tagen bis etwa zwei bis drei Wochen. Innerhalb eines einstündigen strukturierten Dialoges zwischen dem Betroffenen und dem Therapeuten wird diskutiert, was bei der Bewältigung des Traumas hilfreich, was nicht hilfreich war und wie der Betroffene hinsichtlich Spätfolgen des Traumas hätte günstiger reagieren können. Das therapeutische Ziel ist es, bewältigende Verarbeitungsprozesse zu fördern und Fehlverarbeitungen vorzubeugen.

Diese Technik wird heute nicht mehr empfohlen, da sie eher schädigende Konsequenzen haben kann und eine posttraumatische Belastungsstörung nicht vermeidet. Hingegen reduziert problembasierte, patientenstützende Fürsorge die Schwere der PTBS-Symptome.

Die traumafokussierte kognitive Verhaltenstherapie ist die am besten wirksame Therapie

Frühzeitige traumafokussierte kognitive Verhaltenstherapie ist die am besten stützende psychologische Intervention bei PTBS. Sie behält ihre Wirksamkeit auch noch ein bis sechs Monate nach dem traumatischen Ereignis (Pieper u. Bengel 2008; Shalev et al. 2012).

Die kognitive Verhaltenstherapie konzentriert sich auf die zerstörerischen Elemente des traumatischen Ereignisses, auf die konsequente Vermeidung und auf die kognitiven Störungen der Befindlichkeit wie Störungen der Aufmerksamkeit, der Konzentration und der Gedächtnisfunktion. Die spezifischen kognitiven Verhaltenstherapieprotokolle werden unterteilt in Expositionstherapie (z. B. verlängerte Exposition) und Nichtexpositionstherapie (kognitives Aufarbeiten).

Expositionstherapie

Bei der Expositionstherapie werden zerstörende und ängstlich vermeidende Erinnerungen an das traumatische Ereignis in einer sicheren Umgebung in die Erzählung des Patienten eingebunden. Der Patient wird zuerst in Techniken der Selbstregulation, wie tiefe Atmung, unterrichtet und dann gelehrt, momentanen Disstress zu quantifizieren und zu kommunizieren. Er wird angehalten, ängstlich gemiedene Elemente des traumatischen Ereignisses nacheinander aufzurufen und darüber zu berichten, während der Disstress mithilfe von Atemtechniken und der Unterstützung des Therapeuten auf einem tolerierbaren Level gehalten wird. Diese Sequenz wird so lange wiederholt, bis die Erinnerungen keine intolerablen Reaktionen und auch keine Vermeidung hervorrufen.

Nichtexpositionstherapien

Nichtexpositionstherapien schließen auch gegenwartsbezogene Therapien ein und fokussieren auf dysfunktionale Prozesse in laufenden Partnerschaften und Herausforderungen des Lebens und nehmen aktuelle Partnerschaftskonflikte und aktuelle Konflikte im sozialen Umfeld des Betroffenen in den Blick.

(Nichtexpositionstherapien schließen die Konfrontation mit dem traumatischen Geschehen aus, es sind damit alle bestehenden Therapieformen ohne Konfrontation gemeint. Die Expositionstherapie als Verfahren der Verhaltenstherapie wird auch Konfrontationstherapie genannt.) Die interpersonelle Therapie setzt ihren Schwerpunkt auf interpersonelle Konflikte und Rollenverschiebungen.

Kognitives Aufarbeiten bei EMDR-Therapie

Das kognitive prozessive Aufarbeiten während der EMDR-Therapie (siehe auch Abschn. 6.2) untersucht die posttraumatischen dysfunktionalen Glaubenssätze und Kognitionen des Patienten (z. B. »Die Welt ist gefährlich, unkontrollierbar und nicht vorhersagbar« oder

»Ich bin unfähig, hilflos und/oder schuldig«), und der Patient wird zu einem sokratischen Dialog herausgefordert.

7.2 Hypnose und Hypnotherapie, hypnosystemische Traumatherapie (siehe Schmidt 2017)

Die hypnotische Trance zeichnet sich durch eine Bewusstseinsveränderung aus, indem die Aufmerksamkeit auf einen jeweiligen Wahrnehmungsfokus eingeengt wird. Die allgemeine Realitätsorientierung tritt zugunsten einer exklusiven Wahrnehmung von internen Wahrnehmungsobjekten zurück, wobei diese Objekte einen halluzinatorischen- bzw. illusorischen Wirklichkeitscharakter erhalten (Peter 2006a, b, 2009). Hypnotische Phänomene in Trance sind suggerierte Veränderungen von Perzeption, Emotion und Kognition.

Hypnotherapie und Trauma

Hypnose war gegen Ende des 19. Jahrhunderts, zur Zeit Pierre Janets und Sigmund Freuds und bis zum Zweiten Weltkrieg, die am häufigste genutzte Form der Traumabehandlung. Die Nutzung der Suggestibilität und der Neigung zur Dissoziation – Merkmal von Hypnose – ist bei PTBS-Patienten mit dissoziativen und somatoformen Störungen für die Behandlung besonders geeignet.

P. Janet (1887) hat an vielen Beispielen beschrieben, dass mithilfe von Hypnose vergangene traumatische Ereignisse, über die in der Anamnese berichtet wird, rekonstruiert werden können. Die hypnotische Trance trägt dazu bei, Bruchstücke der Erinnerungen oder gar die ganze Traumageschichte so zu modifizieren, dass ein völlig neues Lebensskript entstehen kann. In den späteren Jahren der Hypnoseanwendung ist besonders ihre reduzierende Wirkung auf Intrusionen hervorzuheben (vgl. die kontrollierte Studie von Brom et al. 1989).

Bei der Arbeit mit Hypnose ist es grundsätzlich nicht möglich, zwischen historischer und suggerierter oder imaginierter Arbeit zu unterscheiden. An dieser Stelle sei betont, dass die historische Wahrheit zu erheben prinzipiell kein Anliegen der Traumatherapie ist. Für die strafrechtliche Beurteilung einer dem Patienten zugefügten Straftat, die sich ausschließlich auf die Erinnerungen des Patienten bezieht, ergibt sich daraus ein Konflikt. O. Sacks (2017) widmet in seinem letzten Buch, *Der Strom des Bewusstseins,* ein ganzes Kapitel der

»Fehlbarkeit des Gedächtnisses«! Wenn eine Bestätigung der Tat von außen nicht möglich ist, sei es

> »sehr schwer, echte Erinnerungen oder Einfälle von jenen zu unterscheiden, die wir geborgt haben oder die uns suggeriert wurden« (ebd., S. 129).

Die Hypnotherapie (nach Erickson u. Rossi 1997) zur Behandlung der PTBS folgt dem Phasenmodell Pierre Janets: Stabilisierung, Integration und Rehabilitation. Hypnotische Phänomene können zu einer ersten Symptomreduktion führen, die für die Symptomkontrolle und für Stabilisierungsmaßnahmen in der ersten Phase des hypnotherapeutischen Arbeitsmodelles genutzt werden können. Außerdem kann der hypnotische Trancezustand einen relativen Zustand der Ruhe (am »sicheren Ort«) induzieren, von dem aus der Patient in der Beobachterfunktion seine traumatischen Erlebnisse beobachten kann, ohne von ihnen überflutet zu werden.

Stabilisierung nimmt in der Hypnotherapie einen hohen Stellenwert ein. Das Aufsuchen und Aktivieren von Ressourcen umfasst den wesentlichen Teil der Arbeit, wobei der Patient selbst als Ressource dienen kann, ebenso eine Hilfsperson oder Helferperson oder eine Symbolfigur (z. B. ein Tier bzw. eine Tierfigur).

Ohne Integration des traumatischen Erlebnisses und ohne Rehabilitation ist die Therapie jedoch unvollständig (Peter 2009). Der Patient soll die traumatischen Ereignisse in seine Biografie einbinden, als Teil seiner Lebenserfahrung annehmen und einzelne Elemente der Erinnerungen in ihrer Bedeutung, wenn möglich, verändern können. Dabei ist es notwendig, die begleitenden affektiven Empfindungen wiederzuerleben und auszuhalten.

Für Patienten, die genügend Suggestibilität und Hypnotisierbarkeit aufweisen, stellt hypnotische Trance ein Medium dafür dar, eine neue, alternative Wirklichkeit nicht als bloß imaginiert, sondern als wirklich, real erleben zu können.

Hypnosystemische Traumatherapie

Aus systemischer Sicht wird die Diagnose vom Therapeuten und vom Patienten gemeinsam gestellt. Die systemische Traumaarbeit sieht sich im partnerschaftlichen Bemühen um die Besserung der Symptomatik und setzt die Kenntnisse klassischer diagnostischer und therapeutischer Diagnostik und die Kenntnisse traditioneller therapeutischer Ansätze voraus.

7.3 Kombinierte, auf Ressourcen- und Symbolarbeit fokussierte Traumabearbeitungstherapien

Die »Technik ressourcenfokussierter und symbolhafter Traumabearbeitung« (TRUST, Diegelmann 2009) ist ein Behandlungsansatz, der aus gängigen psychotherapeutischen Verfahren wie EMDR, Hypnotherapie, katathymem Bilderleben, Maltherapie zusammengesetzt ist und sich für Kriseninterventionen mit schonender Traumabearbeitung eignet. TRUST konzentriert sich auf Stressbewältigung, Ressourcenförderung und schonende Trauma-Konfrontation.

Conflict Imagination, Painting, and Bilateral Stimulation (CIPBS-Technik) dient zur Beschleunigung innerer Prozesse und Neubewertung von einschränkenden Erfahrungen. Der Konflikt wird imaginiert, das innere Bild gemalt, danach erfolgt eine zweiseitige taktile Stimulation, z. B. »Tapping« der Oberschenkel.

7.4 Psychodynamisch imaginative Traumatherapie

Die *Psychodynamisch Imaginative Traumatherapie (PITT)* von Reddemann (2004) wurde vor allem für die stationäre Kurzzeittherapie von chronisch traumatisierten Patienten entwickelt. Sie gründet auf den Prinzipien der psychodynamischen Psychotherapie und wird nach dem Phasenmodell von P. Janet in Stabilisierungsphase, Traumakonfrontationsphase und Integrationsphase unterteilt. Ihren therapeutischen Schwerpunkt legt PITT auf Ressourcenaktivierung, Selbstregulation und die Fähigkeit, sich vor negativen Affekten schützen zu lernen. Diese Aspekte werden zunächst abgespalten und an einem sicheren Ort verwahrt (Tresorübung). Verletzte innere Anteile (siehe auch Abschn. 7.5, 8.1: Arbeit mit dem inneren Kind, Ego-State-Therapie) werden mithilfe von positiven inneren Bildern (Imagination) an einen sicheren Ort gebracht und dort – unterstützt von Helfern, die idealerweise alle guten Eigenschaften besitzen, vor allem Mut und Kraft – versorgt. Achtsamkeitsübungen, Selbsthilfestrategien (»Notfallkoffer«, siehe Abschn. 9.5), Arbeit mit der »inneren Konferenz« (mit innerem Dialog, Verhandlung und gegenseitigem Verstehen und

Annehmen, gemeinsamen Lösungen; siehe auch Kapitel 8, »Teilearbeit«) gehören zur Stabilisierungsphase.

Die von L. Reddemann (2004) beschriebenen stabilisierenden Maßnahmen sind für den Therapieverlauf und für die heutigen zum therapeutischen Repertoire gehörenden vielfältigen Interventionen grundlegend. Sie werden als allgemeingültig erachtet (Reddemann, Hofmann u. Gast 2003) und sollen an dieser Stelle stichwortartig zusammengefasst werden:

- sicherer Behandlungsrahmen
- Intervalltherapie (Veränderung braucht Zeit)
- klare und konsistente Regeln (eventuell auch Verträge wie Nonsuizidpakt)
- Vorsicht vor Interventionen, die Ohnmacht und Hilflosigkeit auslösen könnten, daher Regressionen meiden
- aktive Teilnahme des Patienten, eigene Kompetenzen, Wahrnehmungen, eigene Fähigkeiten fördern (Patient soll selbst mithandeln)
- ressourcenorientiert arbeiten
- flexibel sein, kein starres Behandlungsschema einhalten (auch experimentelle Therapieformen, Übungen zur Energiesteigerung, Aktivierungsübungen, eigene positive Werbe-Claims, Entspannungs- und Achtsamkeitsübungen, Aufmerksamkeits- und Fokussierungsübungen, Körperübungen; Teilearbeit, Arbeit mit Symbolen, Metaphern, Märchen; oder einfach nur Erzählen von Geschichten zu dem Zweck, den Rapport in Gang zu halten)
- Behandlungsart nach dem Bedarf des Patienten richten
- spielerisch vorgehen, erst dann mit belastenden Erinnerungen arbeiten, wenn der Patient sich ausreichend sicher fühlt
- überflutende Erfahrungen im Therapieprozess auf ein Minimum beschränken, Pausen einlegen, damit der Patient Kraft schöpfen kann
- darauf achten, dass der Patient die Eigenkontrolle über das therapeutische Vorgehen behält
- zu den inneren Konflikten keine Stellung beziehen, vielmehr zum inneren Dialog anregen.

Das traumatische Geschehen wird während der Traumakonfrontationsphase vom sicheren Ort aus auf einer imaginären Leinwand

(Bildschirmtechnik, vgl. Sachsse 1998) beobachtet, wobei diese Beobachtung, wenn sie für den Patienten zu belastend wird, jederzeit unterbrochen werden kann. PITT meidet Deutung und direkte Konfrontation.

Hauptanliegen und Inhalt der therapeutischen Arbeit der Integrationsphase ist es, Sinnfragen klären, Gefühle von Scham, Schuld und Sühne loslassen, letztlich Vergebung und Versöhnung mit dem traumatisch Vergangenen zu erreichen, ein neues Leben zu beginnen. Benutzt werden dabei Techniken wie Imagination, Rituale (beispielsweise Schreiben, Malen, Vergraben von Gegenständen), Erfinden von Geschichten.

PITT eignet sich auch für ambulante Behandlungen, und es finden einige PITT-Elemente Anwendung nach einem kurz zurückliegenden Trauma, bei der Arbeit mit Kindern, der Arbeit mit EMDR.

7.5 Arbeit mit dem inneren Kind

L. Reddemann (2004) beschreibt die Arbeit mit dem »inneren Kind« im Zusammenhang mit der Therapie bei verletzten kindlichen Anteilen und mit dem Konzept der Ego-State-Therapie nach frühkindlichen Traumatisierungen (siehe Abschn. 7.4; verletzte Anteile müssen in Sicherheit gebracht und getröstet werden). Der Begriff des »inneren Kindes« ist auch durch das Buch *Aussöhnung mit dem inneren Kind* von Erika J. Chopich und Margaret Paul (2009) bekannt geworden.

Eine positiv verlaufende Kindheit ist geprägt von Neugierde, Spontaneität, Begeisterungsfähigkeit, Staunen, Lebendigkeit und der Fähigkeit, ganz im Hier und Jetzt zu leben. In jeder erwachsenen Person existiert aber auch das ängstliche, vor Zurückweisung sich fürchtende Kind, das nach Liebe und Anerkennung und nach der Bestätigung dessen, dass es okay ist, sich sehnende Kind. Der gesunde Erwachsene hat es geschafft, sein inneres Kind anzunehmen, es zu trösten, wenn es ängstlich und verzweifelt ist, Schmerzen hat, sich ausgestoßen, nicht geliebt fühlt. Der erwachsene Teil in ihm ist in der Lage, allein zu sein, Kritik anzunehmen und nicht geliebt zu sein. Er kann seinen kindlichen Anteilen versichern: Ich bin groß genug und selbstständig, unabhängig von der Fürsorge anderer. Dieser innere Dialog ist notwendig, damit das ängstliche Kind sich sicher fühlen kann und nicht zu sehr abhängig vom dem ist, was andere sagen.

Der Erwachsene kann zu seinen Bedürfnissen, Sehnsüchten und Träumen stehen. Er kann sich freuen, ist offen für Neues und Veränderungen in seinem Leben. Er kann für sich selbst sorgen und die Verantwortung hierfür übernehmen.

Wenn ein Kind traumatisiert wird, macht es sein Glück von anderen abhängig. Es schiebt Gefühle und Schmerzen weg, glaubt, dass es am besten ist, auch das Bedürfnis nach Anerkennung und Liebe wegzuschieben. Es hat Angst vor Veränderungen, geht kein Risiko ein. Es fühlt sich für die Gefühle der anderen verantwortlich und nicht für seine eigenen. Es meint, egoistisch zu sein, wenn es sich selbst glücklich macht.

Wenn Kinder verletzt sind, benötigen sie kindgemäßen Trost (Streicheln, aufmunternde, beruhigende Worte, vielleicht gar einen Verband, Ablenkung und Hinlenkung der Aufmerksamkeit auf Neues). Während der therapeutischen Arbeit mit dem verletzten »inneren Kind« sind die sicherheit- und geborgenheitgebende Atmosphäre, das Trostgeben vorrangig.

Manchmal können sich verletzte Kindanteile in einer schwer nachvollziehbaren, einer irritierenden, gelegentlich auch abstoßenden Ausdrucksform äußern. Sie schreien, schluchzen los, vollführen Kampf- oder Abwehrbewegungen. Oder sie verstummen, pressen die Lippen zusammen und schauen mit verbissenem Gesichtsausdruck auf den Boden.

Pubertierende Anteile schlagen mental um sich:

»Was soll das Ganze, all dieses Getue, das bringt mir doch nichts!«

Oder sie verweigern therapeutische Interventionen:

»Das mach ich sicher nicht!«

Wenn sich der Therapeut dem inneren Kind oder dem pubertierenden Heranwachsenden wie einem Erwachsenen zuwendet, interpretiert er solche Reaktionen als inadäquat und krankhaft.

In diesen Momenten ist es für den Therapeuten schwer, den verletzten inneren Anteil und nicht die vor ihm sitzende erwachsene Person zu sehen, denn *sie* würde sich wahrscheinlich nicht derart verhalten.

In der Vorstellung, dass es sich um ein verletztes Kind handelt, das sich gegenwärtig in der therapeutischen Situation befindet, fällt der altersentsprechende Umgang leichter. Dabei ist es auch wichtig, das »Kind auf die Regeln des guten Benehmens, auf Grenzen hinzuweisen, in einer Sprache, die kindgerecht ist, die es annehmen und verstehen kann.

Der Patient behält die Kontrolle über das aktuelle Geschehen, wenn der Therapeut die Frage stellt:

»Und was brauchte jetzt das Kind, um getröstet zu werden?«

Die Frage gibt dem Patienten die notwendige Distanz und lenkt ihn in die Beobachterrolle. So können gleichzeitig trostbedürftige kleine und verletzte innere Anteile, erwachsene Anteile des Patienten, innere und äußere Beobachter angesprochen werden.

7.6 Gruppentherapie

Selbstobjekterfahrungen, Gefühle der Selbstwirksamkeit, Selbstvertrauen, Effizienz- und Kompetenzempfinden in der Kommunikation mit anderen werden besonders in der Gruppentherapie gefördert. Die Tendenz zur einseitigen Selbstsicht in der Opferrolle, mangelnde Initiative und Selbstverantwortung, unzureichende Selbstfürsorge sind günstiger in der Gruppentherapie als in der Einzeltherapie zu bearbeiten. Der Ressourcenreichtum der Gruppe kann den Blick der Patienten für Neues erweitern.

8 Therapiekonzepte: Teile der Persönlichkeit

Wir sind mindestens zwei und fühlen uns uneins, /
Es ist immer nur einer von uns beiden gerade am Werk, /
Den einen habe ich Riesen genannt, habe es gern, wenn er präsent ist, /
Den andern nannte ich einfach nur Zwerg.
Der Riese, er fühlt sich stark und überlegen, /
Er ist wortgewandt, welterprobt und verwegen. /
Der Zwerg hingegen fühlt sich angreifbar, hat schwitzige Hände, /
Mit brüchiger Stimme spricht er kaum seinen Satz zu Ende.
Der Riese, er liebt sein Können und seine Vielfältigkeit, /
Er wirkt nach außen hin glücklich und vollkommen. /
Mit Charme und Raffinesse überspielt er jede Unsicherheit.
Der Zwerg ist sein genaues Gegenteil. /
Man sieht ihn sich zaghaft und vorsichtig bewegen. /
Er stellt sich hinten an, geht lieber außenrum, /
Er will nicht wahrgenommen werden, ja kein Aufsehen erregen.
Ist der eine gerade eingetreten, lässt er den andern nicht herein, /
Eine Bereicherung aber könnten sie nur gemeinsam sein. /
Wie aber könnte man die beiden zusammenführen, /
Wie nur kann es mir gelingen, die beiden Gefährten zu vereinen?

(Gedicht eines 34-jährigen Patienten)

Bedeutende psychotherapeutische Schulen beschreiben Teilpersönlichkeiten der Menschen

Alle wichtigen psychotherapeutischen Schulen erkennen an, dass Menschen Teilpersönlichkeiten haben, denen sie unterschiedliche Namen geben. Die modernen Neurowissenschaften haben die Vorstellung, dass der menschliche Geist einer Gesellschaftsgruppe ähnelt (vgl. van der Kolk 2015).

Bereits im Jahre 1890 schreibt der Mediziner, Psychologe und Philosoph Williams James in seinem Hauptwerk *The principles of psychology* (siehe Burkhardt 1975–1988), dass sich das Bewusstsein möglicherweise in Anteile aufspalten lässt, die nebeneinander bestehen. Später beschreibt der Philosoph, Psychiater und Psychotherapeut Pierre Janet (vgl. 1887, 1907, 1926), dass nicht nur seine an dissoziativen Störungen erkrankten Patienten an einer Spaltung ihrer Persönlichkeit litten. Auch die menschliche Persönlichkeit im Allgemeinen weise eine Art »Sektionierung« auf. 1952 entwickelt Paul Federn ein

Energiemodell, das die Existenz von Ich-Zuständen innerhalb eines Ich postuliert. Er beobachtet seine eigenen veränderten Ich-Zustände beim Einschlafen und Aufwachen, wobei er zwischen einem körperlichen und einem seelischen Ich unterscheidet. Der Ich-Zustand, der jeweils Ich-Besetzung enthält, werde vom Menschen als das Ich oder Selbst erfahren. In dieser Sichtweise seien andere Ich-Zustände Objekte, enthielten Objektbesetzungen und seien nicht Ich-Zustände. Das Gleichgewicht zwischen den Ich-Zuständen einerseits und dem Selbst, den Nicht-Ich-Zuständen, die Objektbesetzung haben, befindet sich in einem ständigen Fluss und verändert sich dynamisch (Federn 1952 nach Phillips u. Frederick 2003).

Die Psychotherapeuten John und Helen Watkins präsentieren in den späteren Jahren (1978, 1979, 1988, 1991, 2003) eine umfassende theoretische Grundlage jener Therapieform, deren Arbeit direkt die Ich-Zustände, ihre Eigenarten und Beziehungen zueinander – entstanden durch Reaktionen der Anpassung an die Erfordernisse der jeweiligen Kultur – betrifft.

Die »International family systems therapy« von Richard Schwartz

Der Psychotherapeut Richard Schwartz entwickelte die IFS-Therapie: *International family systems therapy* (deutsch: *Systemische Therapie mit der inneren Familie,* 2002), die eine systematische Möglichkeit erschließt, mit durch Traumata entstandenen abgespaltenen Anteilen zu arbeiten. Im Zentrum der IFS steht die Vorstellung, unser Geist gleiche einer Familie, deren Mitglieder verschiedene Grade der Reife, Reizbarkeit und Weisheit sowie des Schmerzes aufweisen, und diese Anteile bildeten zusammen ein Netzwerk oder System, innerhalb dessen sich Veränderungen in einem bestimmten Anteil auch auf alle anderen Anteile auswirkten.

Die Anteile werden als individuelle psychische Systeme angesehen mit eigener Geschichte, eigenen Fähigkeiten und Bedürfnissen sowie einer eigenen Weltsicht. Im Falle einer Traumatisierung bricht das Selbstsystem zusammen, einzelne Anteile werden polarisiert und bekämpfen einander. Wenn beispielsweise kindliche und lebensfrohe Anteile durch Missbrauch und Misshandlungen verletzt werden, erstarren sie und leiden fortan unter Schmerz, Entsetzen und dem Gefühl, verraten worden zu sein. Weil diese Anteile unerträglich werden, versucht die betroffene Person, sie um jeden Preis zu verleugnen, zu

»verbannen«. Die IFS-Therapie nennt diese Anteile »Verbannte«. Andere Anteile übernehmen dann die Aufgabe, die innere Familie vor den »Verbannten« zu schützen, indem sie diese schädlichen Anteile in Schach halten. Dabei übernehmen sie einen Teil der zerstörerischen Energie der Missbrauchstäter. Sie werden zu Täteranteilen, Täterintrojekten, verletzenden oder destruktiv wirkenden Ego-States (vgl. Fritzsche u. Hartman 2010).

Kritische, misstrauische, perfektionistische »Manager«-Anteile können dafür sorgen, dass die Betroffenen anderen Menschen nicht nahekommen, andererseits sind sie der Motor für ständiges Vorankommen und Weitermachen.

Eine weitere wichtige Gruppe wird in der IFS-Therapie »Feuerbekämpfer« genannt, es sind Notfallhelfer, die bei »verbannten« Emotionen aktiviert werden.

Jeder abgespaltene Anteil trägt in sich eigene Erinnerungen wie Scham, Wut, Einsamkeit, mitunter auch demütiges Einverständnis mit der Person, die das Trauma im Patienten verursacht hat, aber auch Begeisterung und Freude.

Anteile, die in der Außenwelt agieren, müssen den übrigen Anteilen des Gesamtsystems nicht bewusst sein. Auch kann ein Patient seine wütenden, destruktiven, zerstörerisch wirkenden Anteile hassen. Entscheidend für den Heilerfolg einer Therapie sind das Verständnis und die Erkenntnis, dass alle Anteile eine Funktion haben, dass sie davor schützen, angesichts der drohenden Vernichtung Entsetzen zu empfinden und unterzugehen.

Die Aufgabe des Therapeuten besteht darin, mit dem Patienten zusammenzuarbeiten. Sie beginnt damit, dem inneren System des Patienten zu versichern, dass alle Anteile entstanden sind, um das Selbstsystem als Ganzes zu schützen. Wenn das Selbst die Führung verloren hat, kann es sich mit einem bestimmten Anteil identifizieren (in der IFS- Therapie »Blending« genannt; oder der »Marionettenspieler wird selbst zur Marionette«, wie es ein 32-jähriger Patient einmal beschrieb). Es können dann auch bedrohliche innere Sätze entstehen wie »Ich will tot sein!« oder »Der Hass ist der Mächtigste! Wenn ich hasse, diene ich dem Mächtigen!« (Innere Sätze eines zerstörerischen Anteils einer 35-jährigen Patientin).

Je schlimmer das traumatische Ereignis für den Patienten gewesen ist, umso mehr muss sich sein Selbst, um zu überleben, in unterschiedliche Persönlichkeitsanteile aufspalten, das Leid, den Schmerz sozusagen aufteilen. Im Extremfall entwickelt er eine multiple Identitätsstörung.

8.1 Ego-State-Therapie, das SARIA-Modell als Arbeitsgrundlage (Phillips u. Frederick 2003; Hartman 2017a)

Charakterisierung und Entstehung von Ego-States

Der Ego-State -Therapie liegt das »Teilemodell« der Persönlichkeit zugrunde. Alle Teile im Sinne des Modells unterschiedlicher »Ich-Zustände« verfügen über eine eigene zusammenhängende Geschichte und über Kognitionen und Affekte (Phillips und Fredrick 2003). Die Ich-Zustände können durch Introjektion einer Vater-, Mutterfigur oder anderer wichtiger Übertragungsfiguren sowie durch wichtige frühere Erlebnisse entstehen. Und letztlich können sie auch aus dem Bemühen, mit schweren traumatischen Erlebnissen fertigzuwerden, resultieren (vergleiche IFS von R. Schwartz).

Innerhalb der menschlichen Persönlichkeit bilden die Ich-Zustände eine »Selbstfamilie«. Sie sind Energien innerhalb der Gesamtpersönlichkeit, keine realen Menschen, es handelt sich eher um Aspekte oder Teile von Menschen oder Energien. Sie sind um Anpassung bemüht, wollen stets helfen.

Es kann sein, dass ein Teil oder mehrere Teile sich nicht in Einklang und Harmonie mit den übrigen befinden, aus eigenem Gutdünken handeln oder Symptome hervorrufen.

In einer normalen Persönlichkeit kommunizieren und kooperieren die Ich-Zustände miteinander. Im Extremfall wie bei der multiplen Persönlichkeitsstörung oder dissoziativen Identitätsstörung können sie gar nicht miteinander kommunizieren. »Es ist, als würde sich jeder auf einem meilenweit voneinander entfernten Planeten in dem immens weiten All befinden!« (Aussage einer 38-jährigen Patientin mit multipler Identitätsstörung).

In einem solchen Fall besteht eine mehr oder weniger stark ausgeprägte Amnesie, sodass einzelne »Alterpersönlichkeiten«, wie sie auch genannt werden, nichts voneinander wissen. Dazwischen gibt es Ich-Zustände, die sich mehr oder weniger voneinander abgrenzen lassen (zu finden auch bei Depression, Panikstörung, bei Zwangs- und Essstörung).

Je ausgeprägter die »*Trennwände*« *zwischen* einzelnen Ich-Zuständen sind, umso bedeutsamer ist ihre Schutzfunktion, ihre schützende Aufgabe.

Ich-Zustände können spontan und mit ungeheurer Energie beladen auftauchen (»Es ist wie bei einem Vulkanausbruch«, Aussage einer 35-jährigen Patientin), die dann meist Chaos und Verzweiflung im Patienten hervorrufen. Um dem zu entgehen, flüchtet der Betroffene häufig in die Dissoziation.

Die Ego-State-Therapie beinhaltet unterschiedliche Therapietechniken, die ein gemeinsames Ziel verfolgen

Die Ego-State-Therapie ist eine Kombination aus Einzel-, Gruppen- und familientherapeutischen Elementen, eine Art »innerer Familientherapie«, die im Patienten selbst stattfindet. Jede psychotherapeutische oder hypnotherapeutische Technik kann für die Arbeit mit einem Ich-Zustand benutzt werden. Mit einem Ich-Zustand kann ichstärkend gearbeitet werden, können eine hypnotische Altersregression und Abwehrreaktion durchgeführt, Desensibilisierungstechniken angewendet werden. Der Ich-Zustand kann ebenso in eine innere Gruppen- oder Familientherapie eingebunden werden.

Bewusstgemachte Ich-Zustände oder Teilpersönlichkeiten werden zu einem gemeinsamen Dialog eingeladen, damit sie in einer Art »inneren Konferenz« (siehe dazu auch bei Reddemann 2004) Handlungsmöglichkeiten erarbeiten, die dem augenblicklichen Entwicklungszustand des Patienten entsprechen und nicht mit dysfunktionalen Strategien den Alltag belasten. Im Zuge einer positiv verlaufenden Therapie entwickeln die einzelnen Teilpersönlichkeiten ein Bewusstsein des Miteinanders, teilen einander Gefühle und Gedanken zum Wohle ihres Patienten und seiner inneren Balance mit. Dies wird als ein Zeichen beginnender Integration gewertet.

Die Ego-State-Therapie ist, wie sie etwa seit etwa seit 1980 in den Instituten der Milton-Erickson-Gesellschaft (z. B. Berlin, Bonn, Hamburg, Heidelberg und Rottweil) angewendet und gelehrt wird, besonders von der Hypnotherapie M. Ericksons geprägt. Die therapeutischen Methoden konzentrieren sich seitdem mehr und mehr auf die unbewussten Traumaerlebnisse, die unter anderem gut durch die Hypnosetechnik (Hartman 2017a) sichtbar gemacht werden können. Da traumatische Erinnerungen meist im impliziten, prozeduralen Gedächtnis gespeichert sind, können sie mithilfe von Hypnose aus ihrem »Käfig« (Scaer 2004) befreit werden.

Allianzen mit den einzelnen Ego-States aufbauen, Dialog unter den Teilen fördern – »Alle Teile sind gekommen, um zu helfen!«

Mit Teilen, die Symptome hervorrufen, auch mit sogenannten inneren Saboteuren, die den therapeutischen Prozess behindern, muss zunächst individualtherapeutisch gearbeitet werden, damit sie zur Kooperation mit anderen Teilen befähigt werden. Einer der wichtigsten Arbeitsschritte bei der Ego-State-Therapie ist, eine therapeutische Beziehung, eine Allianz zu jedem einzelnen Ich-Zustand aufzubauen und die Gesprächsbereitschaft der Teile untereinander zu fördern. Der Respekt des Therapeuten jedem einzelnen Ich-Zustand gegenüber, die Würdigung seiner Funktion und Aufgabe schafft hierfür die Voraussetzung. J. G. Watkins und H. H. Watkins (1991) empfehlen, mit jedem Ich-Zustand sowie mit der Gesamtperson des Patienten eine eigene Anamnese durchzuführen. Sie regen dazu an, sich über das Alter der Teile und ihre Bedürfnisse, über ihre Aufgabe innerhalb des inneren Systems und sowie darüber, wie ihre Bedürfnisse aufrechterhalten werden, zu informieren. Dabei soll eruiert werden, ob die Teile und, wenn ja, in welcher Form sie Hilfe benötigen. Allen Ich-Zuständen und der Gesamtperson des Patienten soll versichert werden, dass »alle gekommen (sind), um zu helfen« (»They all came to help«, Frederick 2010). Dies dient der Kohärenz, dem Zusammenhalt des »geteilten Selbst«.

Das SARI-Modell von M. Phillips und C. Frederick, erweitert von W. Hartman um die Phase der »Alltagsbewältigung«, dient als Arbeitsgrundlage und Orientierung

Das Vorgehen der Ego-State-Therapie orientiert sich an dem phasenorientierten Modell von M. Phillips und C. Frederick, dem SARI-Modell (2003), und ist auf der Grundlage von Pierre Janets Arbeit entstanden. W. Hartman, der 2004 erstmals »Die Heilung des geteilten Selbst« in Deutschland vorstellte, erweiterte das Arbeitsmodell SARI um eine fünfte Phase, die Phase der Alltagsbewältigung, abgekürzt mit dem Buchstaben »A«, und fügte dem SARI-Modell von M. Phillips und C. Frederick das »A« hinzu: SARIA-Modell (siehe auch nächsten Abschnitt). Es bedeuten:

- Phase I: **S** – Sicherheit und Stabilisierung, Einstimmung (»Safety and Stabilisation«)
- Phase II: **A** – Aktivierung, Schaffung eines sicheren Zugangs zum Trauma, direkt und indirekt (»Accessing«)
- Phase III: **R** – Auflösen der traumatischen Erfahrung und Restabilisierung, Neuverhandlung, innere korrigierende Erfahrung, kognitiv, emotional, körperlich (»Resolving and Restabilisation«)
- Phase IV: **I** – Integration, Gleichfluss, Zusammenhalt, Kohärenz, Selbstregulation, Schaffung einer neuen Identität, einer anderen Körperwahrnehmung (»Integration and Identity«)
- Phase V: **A** – Alltagsbewältigung.

Notwendigkeit des korrektiven Handelns im Alltag, Einfluss von Alltagsereignissen auf den Phasenverlauf der Therapie

Im Alltag der Patienten beansprucht das korrektive Handeln viel Zeit und ist nicht nur nach der Integration des traumatisch Erlebten, sondern von Beginn des Therapieprozesses an notwendig.

So laufen die einzelnen Phasen des SARIA-Modells im gängigen Therapieprozess nicht nach der vorgestellten Reihenfolge ab. Sie müssen dem Bedarf des jeweiligen Patienten angepasst werden. Häufig muss zur Phase I, der Stabilisierung, zurückgekehrt werden, wenn im äußeren Umfeld des Patienten unvorhergesehene Ereignisse (wirtschaftlicher, sozialer Art, Beziehungsprobleme, Unfälle und ernsthafte körperliche Erkrankungen) geschehen, die die bisherigen Alltagsbedingungen verändern und den Patienten instabil machen.

L. Reddemann (2004), Entwicklerin der psychodynamisch imaginativen Traumatherapie (PITT, siehe Abschn. 7.4), die der Stabilisierungsphase viel Raum einräumt, empfiehlt daher, zu Beginn der Therapie keinen fixen Endpunkt festzulegen. Der Bedarf an Stunden richte sich nach den Bedürfnissen des Patienten und seiner Fähigkeit, im Alltag zurechtzukommen. Erst, wenn die äußere Stabilität wiederhergestellt ist, kann am inneren Prozess weitergearbeitet werden (siehe auch Kap. 5).

Außerdem wird der Patient häufig durch Alltagsreize, die in irgendeiner Weise an die vergangenen traumatischen Ereignisse andocken, in die Vergangenheit katapultiert und reagiert entsprechend (siehe neurobiologische Forschung; Einfluss auf das autonome Nervensystem; Abschn. 4.3). Seine Reaktion mag für Außenstehende völlig überzogen und unverständlich erscheinen, bewirkt aber viele

Missverständnisse und hält dadurch zwischenmenschliche Konflikte aufrecht. Die Ereignisse im Alltag müssen gesichtet, geklärt und eingeordnet werden, besonders in Bezug auf die Vergangenheit und darauf, was die Auswirkungen dieser Ereignisse mit der Vergangenheit zu tun haben, damit Missverständnisse aufgelöst werden können.

Auch nach langer Therapiedauer soll ein fürsorglich annehmender Umgang mit dem Patienten aufrechterhalten bleiben und ihm die Sicherheit geben, dass der Therapeut mit seiner Person noch dabei ist. Das Leid brauche viel Platz dafür, dass einmal gelernte, wiederaktvierte Ressourcen genutzt werden könnten; und manchmal brauchten die Patienten erneut konkrete Hilfe bei der Imagination von tröstlichen Bildern, eines sicheren Ortes (Reddemann 2004).

Externalisierungstechniken erleichtern den Zugang zur inneren Welt des Patienten (Phase II)

Die Zugänge zur inneren Welt, zur »inneren Familie« (Phase II des SARIA-Modells), wurden mittels der Ego-State-Therapie und der Externalisierungstechniken erleichtert. Mit der Methode, den Patienten in die Beobachterrolle zu versetzen und gleichsam vom sicheren Ort aus das traumatische Ereignis betrachten zu lassen, wird das Betreten der inneren Welt für ihn weniger bedrohlich (Reddemann 2004; Fritzsche u. Hartman 2010).

Therapiepuppen erleichtern den Zugang zur inneren Familie durch Assoziationen. Sie können symbolhaft für innere Anteile genutzt werden, dadurch personifiziert werden. Das »Spiel« mit den Puppen ermöglicht gleichzeitig Kontrolle über den therapeutischen Prozess und kann bei drohender Überflutung jederzeit beendet werden, so wie ein Kind sein Spiel beendet, wenn es unangenehm wird oder wenn das Kind keine Lust mehr dazu hat.

Fallbeispiel 9 (Therapeutische Arbeit mit Puppen, Zugang zur inneren Welt des Patienten)

M., ein 39-jähriger Patient, nimmt sich auch im fortgeschrittenen Therapieprozess einzelne Therapie-Puppen von ihren Plätzen, um sie im wahrsten Sinn des Wortes »herauszuholen«, anzusehen, sie zueinanderzuplatzieren, um sich ihre jeweilige aktuelle Funktion in seinem inneren Drama bewusstzumachen und sich erneut zu orientieren.

Zu Beginn der Therapiesitzungen fiel es M. schwer, während einer Familienaufstellung seinen verletzenden Persönlichkeitsanteil (Symbolpuppe »Hexe«) in die Nähe seines verletzten Anteiles (Symbolpuppe »kleiner Junge«) zu rücken. Wenn die »Hexe« aber ganz außerhalb seines Blickwinkels gerückt wurde, der »kleine Junge« allein im Raum stand, empfand M., nach seiner Wahrnehmung gefragt, die Hilflosigkeit und das Nichtgeschützt-Sein des »kleinen Jungen« als unerträglich. Es war keiner da, der den »kleinen Jungen« schützen, diese schwierige Aufgabe übernehmen konnte. Beim Betrachten dieser Szene erfuhr M. ein neues Bewusstsein und Gefühl für seinen bisher von ihm ungeliebten und sogar verachteten verletzenden Anteil (»Hexe«), der nun die Beschützer- und Wächterrolle übernahm, und er begann, seine abwertende und verachtende Haltung zu korrigieren. Bei der szenischen (Re-)Konstruktion zeigte sich sein verändertes Empfinden, indem er die »Hexenpuppe« schrittweise näher in Richtung der »Jungenpuppe«, rückte, bis er sich spontan beide Puppen nebeneinander auf den Schoß setzte und sie sanft wiegte. Seine zu Beginn zu beobachtende abweisende körperliche Haltung während der szenischen Darstellung veränderte sich in Richtung einer liebevollen Zuwendung, und auf seinem Gesicht erschien ein Lächeln.

Arbeitsbühnen und Prozessbühnen (nach K. Fritzsche)

Der therapeutische Prozess geschieht auf unterschiedlichen Arbeitsbühnen

Sich die unterschiedlichen Therapieprozesse bewusstzumachen schafft Orientierung und Distanz für Patient und Therapeut.

K. Fritzsche (*Praxis der Ego-State-Therapie*, 2013) benennt unterschiedliche Dimensionen von »Arbeitsbühnen«, auf denen sich die therapeutischen Prozesse bewegen:

- auf der Inhalts- und Beziehungsbühne
- auf der inneren und äußeren Bühne
- auf der Bühne der Vergangenheit und Gegenwart bzw. auf der Bühne der Gegenwart und Zukunft.

Die Arbeit ist vergleichbar mit der Arbeit innerhalb eines Schauspielhauses, das mehrere Bühnen besitzt. Dort werden Handlungen betrachtet und analysiert, wird erzieherisch und konfliktlösend gearbeitet. Einzelne Handlungsweisen können therapeutisch genutzt werden. Wie in einem Theaterstück können die auf den Bühnen agierenden Darsteller vorgestellt und vom Beobachter beschrieben werden. Ihr Aussehen, Denken, Fühlen, Handeln, ihre Aufgabe, ihre Funktion innerhalb des Gesamtstückes können benannt werden. Einzelne Darsteller können in ihrer Identität, in ihren Handlungen vom Regisseur (Therapeuten) unterstützt und bestärkt werden, andere können dazu bewogen werden, mehr in den Hintergrund zu treten. Und wieder andere können dazu »erzogen« werden, zu kooperieren und gemeinsame Lösungen zu finden.

Therapeuten und Patienten entscheiden gemeinsam, wann auf der inneren Bühne – der Bühne der Vergangenheit – oder der äußeren Bühne – der Bühne der Gegenwart – gearbeitet wird. Im Laufe des therapeutischen Prozesses werden die Bühnen notwendigerweise gewechselt, auch miteinander verbunden.

Wenn die Wahrnehmungen des Patienten in Verbindung mit den traumatischen Ereignissen der Vergangenheit zu belastend und überflutend sind, wird zunächst auf angenehme Erfahrungen in der Gegenwart (d. h. zur ressourcenorientierten Arbeit, Arbeit mit angenehmen Bildern, Erfahrungen, positivem Körpererleben) übergegangen, also zur Bühne der Gegenwart gewechselt.

Therapeuten können viel Energie und Zeit auf die Bearbeitung von Konfliktereignissen auf der äußeren Bühne (= Alltag) der Patienten verwenden, ohne jedoch einen Erfolg und ein Weiterkommen im Therapieprozess zu erreichen. Wenn der »Krieg« auf der inneren Bühne andauert, nicht beendet werden kann, ist auch keine Lösung auf der äußeren Bühne in Sicht.

Viele solcher inneren »Kriege« können den Alltag der Patienten beschweren, ihr privates Wohlbefinden innerhalb der Familie und ihren Erfolg im Berufsleben behindern oder gar unmöglich machen. Die inneren Konflikte können zur Aufgabe der beruflichen Tätigkeit, zur Trennung von Lebensgemeinschaften führen. Arbeitskollegen und Partner können unbewusst traumatische Erinnerungen der Vergangenheit der Patienten triggern, den traumatischen Stress aktivieren und aufrechterhalten. Für Außenstehende völlig unverständlich können Wörter, Sätze, ein bestimmtes Verhalten den Patienten in das im Trauma erlebte Gefühl von Ohnmacht und Hilflosigkeit katapultieren. Um diesen Gefühlen etwas entgegensetzen zu können, begibt sich der Betroffene in eine Kampfsituation (in eine nicht nachvollziehbare Wut-, Neid-, zerstörerische Streitsituation) oder in eine Fluchtsituation (Kündigung, Trennung) oder erstarrt in Gefühllosigkeit, Depression.

Fallbeispiel 10 (Konflikte auf der inneren Bühne verhindern Konfliktlösung auf der äußeren Bühne)

A., ein 35-jähriger selbstständiger, in seinem Beruf erfolgreicher Mann, hatte über einen längeren Zeitraum hinweg einen ihn sehr belastenden und in seiner Leistungsfähigkeit einschränkenden zwischenmenschlichen Konflikt mit einem Freund und Kollegen. Er empfand zunehmenden inneren Druck, eine innere Unruhe, litt unter Angst- und Panikattacken, wurde arbeitsunfähig und dachte daran, sein Geschäft aufzugeben. Trotz aller therapeutischen Bemühungen hielten seine Beschwerden an. Erst später wurde im Therapieprozess sichtbar, dass durch Meinungsverschiedenheiten zwischen A. und dem Kollegen Loyalitätskonflikte auf A.s »innerer Bühne« getriggert wurden, die einen heftigen inneren Kampf zwischen seinem verantwortungs- und loyalitätsbewussten »Richter«- und »Rechtsprecher«-Anteil und zwischen dem unabhängigkeits-, freiheitsliebenden, kämpferischen Anteil und dem gehorchenden und um Akzeptanz bemühten kleinen Jungen auslösten. Der »Krieg« auf der »äußeren Bühne« wurde durch den »Krieg« auf der »inneren Bühne« in Gang gehalten. Erst als die heftigen Auseinandersetzungen im Inneren des Patienten in der Therapie erkannt und verstanden, gelöst wurden, wurde seine psychische Symptomatik rückläufig, und A. konnte seine Arbeit wieder aufnehmen.

Die therapeutische Arbeit geschieht auf unterschiedlichen Beziehungsebenen

Die Ego-State-Therapie arbeitet auf unterschiedlichen Beziehungsebenen, auf der die therapeutischen Prozesse ablaufen (Fritzsche u. Hartman 2010; Fritzsche 2013). Es sind die Ebenen:

- zwischen den Ego-States des Patienten
- zwischen Patient und seinen Ego-States,
- zwischen Therapeut und Patient
- zwischen Therapeut und den Ego-States des Patienten,
- zwischen den Ego-States des Therapeuten und den Ego-States des Patienten.

Innerhalb des therapeutischen Prozesses besteht ein ständiger Wechsel zwischen den einzelnen Beziehungsebenen. Eine Überlagerung kann die Orientierung und die Definition des aktuellen Therapieziels erschweren.

Beispielsweise kann ein innerer »Krieg« zwischen entgegengesetzt gerichteten inneren Anteilen des Patienten entstehen, oder der Patient kann sich einzelnen Mitgliedern seiner inneren Familie erst gar nicht zuwenden. Er lehnt die Mitglieder ab, ist in einen Machtkampf mit ihnen verstrickt oder hasst sie sogar. Besonders bei narzisstischen Persönlichkeiten sind Gefühle der Scham, zuweilen eines ungeheuren Hasses auf ihre kleinen und schwachen Persönlichkeitsanteile festzustellen. Diese Anteile können dann nicht angenommen, müssen verdrängt oder vehement bekämpft werden.

Die gute Beziehung des Patienten zu seinen inneren Familienmitgliedern ist aber für den gesamten Therapieverlauf entscheidend. Wenn der Patient einzelne innere Anteile bekämpft, verachtet, sich ihrer schämt, sich sogar vor ihnen ekelt, führt dies zu einem Teufelskreis.

Zu dem Stress, hervorgerufen durch die Vergangenheit, kommt der anhaltende Stress der Gegenwart hinzu. Auf der physiologischen Ebene besteht eine konstante und übermäßige Aktivierung der Stressachse.

Die Scham-, Abscheu- und Ekelgefühle manifestieren sich in den stressbedingten vegetativen Funktionen des Körpers wie Schwitzen, Erröten, Atemnot beim Sprechen, Zittern am ganzen Körper, vor allem der Hände, was wiederum Wut- und Abneigungsgefühle gegen den eigenen Körper verstärkt. Oder der Körper reagiert mit Funktionsstörungen einzelner Organe (siehe Abschn. 1.5). Organpathologische Veränderungen sind dabei nicht festzustellen.

Hass, Abscheu und Ekel des Patienten gegenüber dem, was im Inneren vor sich geht, kann sich generalisieren, sogar nach außen richten, den gesamten äußeren Körper einbeziehen (die äußere Erscheinung, das Aussehen, die Figur und die Haltung).

Die zunehmenden negativen Empfindungen führen zu Angst- und Panikattacken, letztlich zur Angst vor der Angst, sodass der Betroffene sich nicht mehr aus seiner gewohnten Umgebung hinauswagt, eine soziale Phobie entwickelt.

Beim Therapeuten können energetisch negativ besetzte Anteile des Patienten in ihm vorhandene unsichere und weniger starke Anteile triggern, angstmachend, frustauslösend wirken. Sie lassen ihn an seiner therapeutischen Kompetenz zweifeln (»Habe ich denn den richtigen Beruf?«) und/oder öden ihn an. Oder sie aktivieren in ihm einen Machtkampf (Kampfeslust des Therapeuten gegenüber den sabotierenden inneren Anteilen des Patienten; oder Leistungsanspruch an sich selbst, den »Kampf« zu gewinnen!). Das Arbeitsbündnis zwischen Patient und Therapeut wird untergraben, ein Voranschreiten des Therapieprozesses verhindert.

Zu klären, welche inneren Anteile gerade am Therapieprozess beteiligt sind und wie sich ihre Beziehung untereinander, zum Patienten, zum Therapeuten gestaltet, ist eine der Hauptaufgaben im therapeutischen Verlauf (findet überhaupt Kommunikation statt, oder herrscht Funkstille oder Krieg?).

B. A. van der Kolk (2015, S. 340) sieht die Ebene der Beziehung des Patienten zu seinen Persönlichkeitsanteilen als die entscheidende:

> »Die Therapie muss sich auf die Beziehung des Patienten zu seinen Anteilen konzentrieren und nicht auf die Beziehung zum Therapeuten!«

Es sei dem Therapeuten nicht möglich, in der Jetztzeit Mängel wegen früherer Entbehrungen zu beheben, er sei die falsche Person, es handle sich um den falschen Zeitpunkt, den falschen Ort. Aber er könne Vertrauen, Sicherheit geben, dem Patienten ein anderes emotionales Erleben, ein anderes Körpererleben vermitteln.

Die drei Korrekturebenen: kognitiv, emotional, körperlich

Während des gesamten Therapieverlaufes, insbesondere während der Phasen III und IV des SARIA-Modells, ist es notwendig auf allen drei Ebenen, der kognitiven, der emotionalen und der Körperebene, zu arbeiten.

Korrektur auf der kognitiven Ebene

Die Korrektur auf der rationalen, der kognitiven Ebene bezieht sich vor allem auf die unterschiedlichen Wissensbereiche des jeweiligen Patienten, seine geistigen und körperlichen Entwicklungszustände (Alter bei den traumatischen Ereignissen, aktuelles Alter bei Therapie) und auf die fachlichen Kenntnisse des Therapeuten. Die Korrektur findet auf der Inhaltsebene (Inhaltsbühne) statt. Es ist die Ebene der Erziehung, der kognitiven Nachreifung.

Um etwas korrigieren zu können, muss der Patient mithilfe des Therapeuten zunächst einmal seine bisherigen »Strategen« und »Strategien« (Mitglieder der inneren Familie und ihre Aufgabenerfüllung), ihre dysfunktionalen Vorgehensweisen und die Probleme, die sie dadurch im Alltag haben, erkennen und kennenlernen (Phase III). Es sei daran erinnert, dass gerade die aus Überlebensschutz entstandenen kompensatorischen Anteile Akzeptanz und Würdigung ihrer bisherigen Aufgabe benötigen, um sich in einen inneren und äußeren Dialog begeben zu können. Negative Kritik würden sie als Bedrohung ansehen, ihr Kampfgeist würde geweckt werden, sie würden in einen im Inneren des Patienten ablaufenden Machtkampf eintreten (zwischen dem Patienten und seinen inneren kompensatorischen Anteilen; zwischen den inneren, ressourcenreichen- und den kompensatorischen Anteilen des Patienten untereinander). Oder es könnte ein Machtkampf zwischen dem Therapeuten und den kompensatorischen Anteilen des Patienten entstehen, was letztlich zum Therapieabbruch führen kann. Die schützenden Anteile werden zu Saboteuren der Heilung!

Daher ist es notwendig, dass der Patient in der Gegenwart präsent ist, dass die unterschiedlichen Begebenheiten und Bedingungen von Gegenwart und Vergangenheit sichtbar und bewusstgemacht werden. Wenn der Patient erkennt, dass seine Traumaerinnerungen der Vergangenheit angehören, können seine bisherige Wahrnehmung und das Agieren einzelner innerer Anteile möglicherweise korrigiert werden. Unterstützend sind außerdem der Hinweis und die Bekräftigung des Therapeuten, dass der Erwachsene jetzt von versorgenden Personen unabhängig ist und in der Vergangenheit vielfältige Lebenskrisen gemeistert hat.

Fallbeispiel 11 (Kognitive Nachreifung)

D., 51 Jahre, wurde in ihrer Kindheit von der Mutter emotional vernachlässigt, vom Vater körperlich gezüchtigt. Um doch etwas Liebe und Anerkennung zu erfahren, war sie stets bemüht, zu gehorchen, ihre eigenen Bedürfnisse und Wünsche zu unterdrücken. Ihre narzisstischen Anteile suchten in den späteren Jahren Schutz in einem sehr aufmüpfigen, frechen und pubertär wirkenden Ego-State, der der erwachsenen Frau unangemessen war, ihre privaten und beruflichen

Beziehungen behinderte, zu Trennungen von Partnern und Jobs führte. Ihre innere Auseinandersetzung zwischen demütiger Unterwerfung und Rückzug einerseits und narzisstischer, wütender Aggression andererseits war ihr nicht bewusst.

Der unbewusste, ungelöste innere Konflikt und die daraus resultierende depressive und begleitende körperliche Beschwerdesymptomatik führten zu mehreren ambulanten und stationären Therapien, die leider ohne Erfolg blieben. D. litt weiterhin an rezidivierenden Depressionen, körperlichen Beschwerden, vor allem im Magen-Darm-Bereich, und sie dachte an Suizid.

Dadurch, dass sie sich ihrer leidenden und trostbedürftigen Anteile bewusst wurde und die schützende Funktion des pubertären Anteils würdigte, war der »Raum« freigegeben für ihre starken Anteile, die nun aktiviert werden konnten. Die Patientin lernte im Sinne einer Nachreifung ihres demütig sich unterwerfenden, des unreifen Wächter-und Schutzanteiles, weitere Beziehungskonflikte in Beruf und Partnerschaft altersgemäßer auszutragen.

Obwohl sie zu Beginn der Therapie ihren bisherigen Job hatte kündigen wollen (zuerst Kampf-, dann Fluchtreaktion), blieb sie weiterhin bei ihrer Firma, wurde zunehmend in ihren Leistungen anerkannt, von Mitarbeitern und Vorgesetzten geachtet und gemocht. Im Kennen- und Verstehenlernen ihrer inneren Welt lernte sie, sich selbst mehr zu achten und zu lieben, was sich auch positiv auf ihre Beziehungen zu ihrer nahen Umwelt auswirkte.

Korrektur auf der emotionalen Ebene, Veränderung des emotionalen Gedächtnisses

Auf der emotionalen Ebene geschieht die Korrektur des vergangen Erlebten durch den Einfluss auf das emotionale Gedächtnis. Voraussetzung ist, dass der Patient in der Therapiestunde mögliche positive emotionale Veränderungen wahrzunehmen und zu unterscheiden lernt. Dafür muss er erst einmal die Erfahrung machen, dass es noch ein anderes Erleben gibt als Gefühle von Hilflosigkeit und Ohnmacht, Verzweiflung, Scham, Hass, Wut und Ekel, damit er sich der mühsamen Arbeit der Emotionsregulierung zuwenden kann. Der positive Einfluss auf das emotionale Gehirn geschieht vor allem mithilfe der achtsamkeitsbasierten Übungen (siehe Abschn. 9.2), die aber viel Geduld, Konzentration und Zeit vom Patienten für regelmäßiges Üben erfordern.

Körperebene, ein anderes Körperbewusstsein, Körpergewahrsein

Das größte Hindernis im Heilungsprozess stellt die Korrektur auf der Körperebene dar. Wenn körperliche Gewalt, körperliche Verletzungen während des traumatischen Ereignisses stattgefunden haben, reagiert der Körper besonders sensibel auf Reize im Alltag, die in irgendeiner Weise mit dem traumatischen Ereignis in Verbindung stehen (*The body keeps the score,* van der Kolk 2014). Auch hier braucht es viel Übung, Eigenmotivation, Mut und Geduld des Patienten sowie vorsichtiges (titrierendes) Vorgehen des Therapeuten dafür, die »reflexartige« Reaktion, den »gefrorenen Schrecken« auszuschleifen. Erschwerend kommt hinzu, dass durch die Körperarbeit innere beschützende Persönlichkeitsanteile aktiviert werden können, die Gefahr und neue Verletzung wittern und dann das Üben mit dem Körper behindern.

Somatic Experiencing und Soma-Therapie sind innovative Körpertherapiemethoden, die heute vermehrt in der Traumatherapie eingesetzt werden, damit die im Körper »eingesperrte« negative Energie nach außen abgeleitet werden kann (vgl. Zanotta 2018).

Kategorisierung der Ego-States

Die Erscheinungsformen der Ego-States sind vielfältig und variieren von Patient zu Patient (Reddemann 2004; Fritzsche 2013; Hartman 2010). Auch ist der Zeitpunkt ihres Erscheinens an der Oberfläche unterschiedlich. Manche Ego-States sind dem Patienten bewusst, es fällt ihm leicht, sie zu benennen, zu beschreiben. Andere sind in der Tiefe verborgen und unbewusst, können dann plötzlich und vehement, mit ungeheurer Energie beladen, hervortreten.

Phänomenologisch –zur besseren Orientierung und Nutzbarmachung im Therapieprozess – können sie in unterschiedliche Kategorien eingeteilt werden (die Einteilung entstand aus der Praxis und beinhaltet die Beschreibung des Schweregrades der zerstörerischen Eigenschaft; vgl. Fritzsche 2013, Hartman 2017b; Peichl 2015):

- Grundsätzlich ressourcenreiche Ego-States sind:
  - innere Stärke
  - innere Helfer
  - innere Beobachter.

- Verletzte Ego-States oder Ego-States, die etwas erleben, erleiden, tragen, sind:
  - symptomassoziiert (Patient befindet sich im Aktivierungs- und Mobilisierungsmodus, im Kampf- und Fluchtmodus)
  - traumaassoziiert (Patient befindet sich im Erstarrungs-, Freeze-Zustand).
- Verletzende oder destruktiv wirkende Ego-States, Ego-States, die aus der traumatischen Erfahrung eine Bewältigungsstrategie entwickeln, kompensatorische Ego-States sind:
  - täternahe Ego-States: innere Kritiker, Miesmacher, Alles-recht-Macher, Richter, Perfektionisten
  - täterloyale Ego-States und Täterintrojekte
  - Ego-States mit Wahnvorstellungen (zum Beispiel: Ich bin der »Teufel«, ein »Kannibale«, ein »Mörder«)
  - machtbesetzte Ego-States.

Ressourcenreiche Ego-States sind Cotherapeuten und in der Behandlung unverzichtbar

Ressourcenreiche Ego-States sind in der Behandlung unverzichtbar, sie sind, wenn sie aktiviert werden, vor allem in der Stabilisierungsphase als Vertrauensbildner, später als Cotherapeuten im Therapieprozess notwendig. Diese starken inneren Anteile, die nicht am traumatisierenden Ereignis beteiligt sind, sprich: diese »inneren Stärken« sollen den Patienten auf seinem oft schmerzhaften Therapieprozess begleiten.

Das Wissen ist tröstlich, dass im Allgemeinen Menschen über positive Erfahrungen auf allen Empfindungs- und Erlebnisebenen verfügen, einschließlich wohltuender körperlicher Erfahrungen.

Ohne ein Wiederbeleben der Gefühle von Stärke, Selbstvertrauen, Mut, Zuversicht, Freude, Stolz, Offenheit und Freiheit, Verbundenheit, Neugier und Kreativität kann sich ein traumatisierter Patient den schrecklichen Erinnerungen und ihren Folgen nicht stellen. Die wiederaktivierten inneren Stärken stellen ein Gegengewicht zu den verletzenden, täternahen Anteilen in der inneren Welt des Patienten dar und versuchen, die innere Balance wiederherzustellen.

Innere Helfer können eigene gute, personifizierte Eigenschaften des Patienten sein, oder sie sind entstanden aus einer positiven bedeutsamen Beziehung zu Menschen seiner Umgebung.

Der Therapeut selbst kann als Modell für den »inneren Helfer« dienen, indem er bereit ist, Unangenehmes auszuhalten, und dem Patienten in seiner tiefsten Angst und Panik, seiner Scham und Verzweiflung beizustehen vermag.

In jedem Menschen steckt ein unverletzter Kern

M. Phillips und C. Fredericks (2003) sowie G. Emmerson (2003) weisen in ihren Büchern und Seminaren darauf hin, dass sich in uns allen ein Kern, ein Bereich des *unverletzten Selbst* befindet, der alle erdenklichen Ressourcen enthält. Wenn es gelingt, diese Ressourcen zu eröffnen, die darin enthaltene positive Energie zu aktivieren, kann der Betroffene mit den Folgen der traumatischen Erfahrungen, den daraus entstandenen möglichen Folgen fertigwerden.

Innere Beobachter gehören zu den sich selbst reflektierenden Instanzen unseres Selbst

»Innere Beobachter« (nach dem Konzept von Hilgard 1984; Revenstorf 1993) gehören zu einer sich selbst reflektierenden, beobachtenden Instanz unseres Selbst, die ohne Emotionen und ohne einzugreifen wichtige Hinweise im Behandlungsverlauf geben können.

Fallbeispiel 12 (Innerer Beobachter der Patientin ermahnt Therapeuten zu stabilisierenden Maßnahmen)

M., eine 35-jährige Patientin mit dissoziativer Identitätsstörung, besitzt einen inneren Beobachter, den sie »Sternengrüßerin« nennt; sie taucht im Therapieverlauf immer dann auf, wenn Verzweiflung und Chaos unter den inneren Familienmitgliedern besonders groß sind. Sie klagt dann in der Therapiesitzung über ihre Sorgen, die ihr die »kranken, verletzten und verletzenden Kinder« in der Betreuung machen, und darüber, dass sich einzelne Mitglieder in höchster Gefahr befinden.

Für die weitere Therapie und den Therapeuten bedeuteten diese Klagen, dass erneut stabilisierende Maßnahmen notwendig sind, Anteile in Sicherheit gebracht werden müssen (beispielsweise musste ein besonders verletzter Anteil eine Zeit lang in einer Höhle untergebracht und in Tiefschlaf versetzt werden).

Verletzte Ego-States, die das Trauma erleben oder erleiden bzw. tragen, sind symptom- oder traumaassoziiert

Die Ego-State -Therapie geht davon aus, dass traumatisierte, verletzte Anteile symptom- oder traumaassoziiert sind, sozusagen das Trauma tragen und gegenwärtig erleben.

Die entstandenen Symptome stellen den bestmöglichen Bewältigungsversuch dar, eine innere Konsistenz wiederherzustellen. Mehrere Ego-States können für ein Symptom zuständig sein, ein Symptom kann von mehreren Ego-States aufrechterhalten werden (Fritzsche 2013).

W. Hartman (2017b) betont in Bezug auf das neurophysiologische Grundlagenmodell, dass sich symptomassoziierte Ego-States im Aktivierungs- und Mobilisierungszustand, traumaassoziierte Ego-States im Freeze- Zustand befänden.

Wenn ein Patient extrem ängstlich, panisch, angespannt (z. B. bei agitierter Depression), hyperaktiv, manisch (z. B. bei der Manie) oder wütend sei, befinde er sich im Kampf-, Fluchtmodus. Die Gedanken des Patienten kreisten, die Person rede schnell und viel, sei nicht zu stoppen.

Dies drücke sich physiologisch in einem erhöhten Muskeltonus, Beschwerden in den Gelenken, in Herz-Rhythmus-Störungen und Kreislaufbeschwerden (erhöhtem Sympathikotonus) aus. Der Flucht-/Kampfmodus sei auch an den defensiven Orientierungssuchbewegungen der Augen des Patienten zu erkennen, die dann auch nicht geschlossen werden könnten.

Wenn ein Patient in einem Freeze-Zustand verharre, befinde er sich in einem Modus der Erstarrung, Unterwerfung, Dissoziation.

Er leide an Gefühllosigkeit, Lethargie, physiologisch an chronischen Schmerzen und Verdauungsproblemen.

Wenn im Therapieprozess Kontakt mit den traumaassoziierten Anteilen hergestellt werde, bedeute das für den Patienten, all das, was mit dem Traumaerlebnis verbunden ist, wiederzuerleben. Es sei daher notwendig, dass der Betroffene sein eigenes Tempo im Bearbeiten seiner Symptome bestimme, und der Therapeut habe sich diesem Tempo anzupassen. Druck und zu rasches Vorgehen seitens des Therapeuten stürze den Patienten in noch größere Ohnmacht und Verzweiflung, nehme ihm die Kontrolle über das Jetzt.

Fallbeispiel 13 (Für symptomassoziierte Anteile)

I., eine 52-jährige Patientin, leidet außer unter einer depressiven Störung unter asthmatoiden Atembeschwerden. In einer Therapiesitzung berichtet sie über einen Albtraum, der in den letzten Tagen regelmäßig aufgetreten sei. Im Traum begegneten ihr mehrere dunkle Gestalten, wobei die größte von ihnen einem Kind (das Kind sei sie) den Hals zudrücke, sodass es kaum mehr atmen könne.

I. musste als Kind mit anhören, wie der Vater, Alkoholiker, die Mutter misshandelte. Wenn sie es wagte, der Mutter das Erlebte mitzuteilen, drohte diese ihr, sie und ihre Geschwister würden in ein Heim gebracht werden, sollte sie anderen etwas von den Vorgängen in der Familie erzählen. Auch wurde sie geschlagen, wenn sie nicht gehorchte, sich dem Willen der Mutter oder des Vaters widersetzte oder ihnen widersprach.

So lernte das Kind – die Patientin –, den Atem anzuhalten, stillzuhalten, um ja nicht mit den Geschwistern von zu Hause wegzumüssen. Dieses Muster behielt sie auch als Erwachsene bei. Sie konnte sich nicht zur Wehr setzen, sie blieb stumm. Ihrem Körper blieb die Luft weg, wenn sie durch Alltagsereignisse getriggert wurde, die an die früheren, traumatischen Erinnerungen andockten. Dann litt sie auch unter nächtlichem Zähneknirschen, unter vermehrten Muskel- und Gelenkschmerzen. In der Nacht war sie gezwungen, eine Beißschiene zu tragen.

Fallbeispiel 14 (Für traumaassoziierte Anteile)

S., eine 43-jährige Patientin, in ihrer Kindheit und Jugend mehrmals missbraucht, verharrte während einer Therapiesitzung plötzlich regungslos auf ihrem Stuhl. Sie hatte die Arme fest um den Körper geschlungen, die Beine hochgezogen und fest zusammengepresst. Ein inneres Bild kam aus ihrem Unterbewussten: Eine Gestalt lag flach am Boden, war völlig erstarrt und konnte sich nicht bewegen, die Augen waren halb geschlossen. Gleichzeitig spürte die Patientin ein entsetzliches Gefühl der Lähmung, Starre, ein panisches Gefühl der Angst vor einem nicht aushaltbaren Schmerz.

Die Arme und Beine versuchsweise um nur wenige Millimeter zu bewegen oder gar aufzustehen war unmöglich. S. klagte, ihre Arme und Beine seien wie harte Bretter und völlig gefühllos. Es schien, als sei sie in einer Art Totstellreflex verharrt.

Die halb tote Gestalt war das innere Bild eines völlig hilflosen, vor Angst und Pein starren Kindes, das erst einmal wieder lernen musste, dass es sich ohne Schmerzen bewegen konnte. Mühevoll und in kleinsten Schritten bekam S. die Bewegungsfreiheit während der Therapiestunde zurück, das taube Gefühl aber hielt bis zum Ende der Stunde an.

Verletzende- oder destruktiv wirkende Ego-States, die aus der traumatischen Erfahrung eine Bewältigungsstrategie entwickeln, kompensatorisch sind

Normalerweise wächst und verändert sich das Verteidigungsprogramm der Persönlichkeitsanteile eines Menschen mit der Entwicklung seiner Person und wird ihr angepasst.

Wenn dies wegen früher traumatischer Erlebnisse nicht möglich ist und sich kompensatorisch wirkende Ego-States als Überlebensschutz gebildet haben, dienen diese Anteile ihrem Patienten nicht im Sinne einer Alltagsbewältigung. Sie passen ihre Strategien an, die dann eine dysfunktionale Eigenschaft besitzen. Sie dienen ihm ausschließlich zur Abwehr und Verteidigung, unabhängig davon, wie zerstörerisch sie sein mögen.

Dabei sind sie sehr erfinderisch und können auch selbst Symptome kreieren. Sie malen alles schwarz-weiß, wollen alles kontrollieren, ihre Strategie ist Kampf, Aggression, Kompromisslosigkeit.

Die Skala der destruktiv wirkenden Ego-States

Je größer die äußere Gewalt des Täters gewesen ist, umso höher ist seine nachwirkende überlegene Macht, und umso ausgeprägter ist die Unterlegenheit des Opfers. Mit der Schwere der traumatisierenden Ereignisse und mit ihrer Chronifizierung nehmen die Differenzierungs-, Distanzierungs-, Wahrnehmungs-, Erinnerungsfähigkeit des Opfers kontinuierlich ab, ebenso die Fähigkeit, seine Person früheren Einflusspersonen zuzuordnen. Seine Ich-Grenzen lösen sich auf, das Opfer kann sich nicht mehr von Gedanken, Gefühlen und den Taten der Täter abgrenzen.

Die destruktiv wirkenden Ego-States lassen sich auf einer Skala der zerstörerischen Eigenschaften (»selbstzerstörerisch«, »andere zerstörend«) einordnen, wobei die Übergänge fließend sind (siehe Tab. 1).

Vorwiegend nach außen gerichtet	Vorwiegend nach innen gerichtet	Vorwiegend nach außen gerichtet
innere Wächter, die Flucht nach vorne antretend	Selbstentwertung	täterloyale Anteile
gnadenlose Kritiker	Selbsthass	Täterintrojekte
zwanghafte Perfektionisten	Selbstbezichtigung	machtbesetzte Täteranteile, Unterwerfung fordernd
Alles-recht-Macher, jede Kritik von außen vermeidend	Selbstverletzung	Täteranteile mit Wahnvorstellungen
	Alles-mies-Macher, Beziehungen zu anderen inneren Anteilen störend	

Tab. 1: Persönlichkeitsanteile mit zerstörerischen Eigenschaften (nach Fritzsche 2013)

Links in der Tabelle befinden sich die eigentlich den Patienten schützenden, auf Gefahren hinweisenden und die Gefahren verhindernden Anteile, die nach außen hin aber aggressiv und kämpferisch wirken (innere Wächter, Kritiker, Richter, Perfektionisten, Alles-recht-Macher).

In der Mitte der Tabelle befinden sich Anteile, die, nach innen gerichtet, dem Patienten Schaden zufügen (Selbstentwertung, Selbstschädigung, Selbsthass, Selbstverletzung herbeiführen) und/oder, nach außen hin in Erscheinung tretend (Alles-mies-Macher), die Beziehungen zu den Mitmenschen stören. Aus dem Verborgenen heraus handelnd, haben sie viele Gesichter, verstecken sich hinter einer Maske und führen den Therapeuten gerne in die Irre. Sie testen ihre Mitmenschen, sind äußerst empfindsam, besitzen 1000 Antennen. Sie nehmen jeden kleinsten vermuteten Fehler des anderen wahr und unter die Lupe, spüren Unsicherheit und Widersprüche wie ein Spürhund auf, um ihr strategisches Programm zu untermauern und nicht infrage zu stellen. Sie fürchten nichts mehr als Veränderung, denn Veränderung bedeutet Gefahr, erneut verletzt zu werden. Sie haben das Überleben des Patienten nur gewährleisten können, indem sie ihre Bewältigungsstrategien krisenfest machten. Daher ist die Kooperationsbereitschaft dieser Anteile gering oder gar nicht vorhanden (»Saboteure« der Heilung). So verhindern sie auch den Zugang zu den verletzten Anteilen.

Fallbeispiel 15 (Innerer Wächter)

Als E., eine 56-jährige Patientin, im Therapieprozess in die Verhandlungsphase mit ihrem verletzenden inneren Ego-State treten wollte – es ging in der Therapie darum, Zugang zum verletzten »inneren Kind« zu finden –, zeigte sich dieser Ego-State äußert aggressiv und richtete sich gegen die Patientin selbst. E. verspürte zu dieser Zeit ein zunehmendes schmerzhaftes Klopfen am Hinterkopf. Sie kam völlig aufgelöst in die Therapiestunde und glaubte, einen Hirntumor zu haben, und bat um entsprechende Untersuchungen.

Offensichtlich hatte dieser Anteil eine Wächterfunktion übernommen, kreierte selbst ein Symptom, um die verletzten Anteile zu schützen. Als die schützende Funktion des Wächters in der Therapie wahrgenommen und seine schwierige Aufgabe gewürdigt worden waren, änderten sich im Verlauf seine Verteidigungsstrategien, und das bedrohliche Klopfen verschwand.

Rechts in der Tabelle befinden sich täterloyale Anteile, »Täterintrojekte«, machtbesetzte Täteranteile, Täteranteile mit Wahnvorstellungen, die ihre Patienten zu andauernden Opfern machen. Je stärker die Lebensbedrohung für den Patienten gewesen ist, umso stärker richten sich die Opfer auf ihre Täter aus, übernehmen ihre »Glaubensbekenntnisse«, ihre Gefühle und verhalten sich in Ansätzen wie sie.

Ein Kind benötige »irgendeine Art« von Bindung, und dies sei das »größte unbewusste Bedürfnis« des Kindes, betont R. Scaer (2014). Ein Kind, so lässt sich sagen, fühlt sich belohnt, selbst wenn die Belohnung mit einer Bedrohung verbunden ist, da die missbrauchende Person als Autorität die einzige Quelle von erreichbarer Verbindung ist. Dies kann sogar so weit führen, dass das Opfer die soziale Identität des Täters übernimmt.

Schuld auf sich zu nehmen, und sei es in noch so bizarrer Weise, ist eine weitere Möglichkeit der Opfer, sich in irgendeiner Weise zur Gemeinschaft zugehörig zu fühlen.

Fallbeispiel 16 (Täteranteile mit Wahnvorstellung)

M. ist eine 45-jährige Patientin mit dissoziativer Identitätsstörung. In ihrer Krankengeschichte hält sich hartnäckig ein Täteranteil, der behauptet, ein Mörder zu sein. Dieser Täteranteil taucht immer dann auf, wenn in M.s Umfeld bedrohliche Krankheiten und Unfälle passieren, für die sich M. verantwortlich sieht. Dann gerät sie in höchste Angst und Panik. Das innere Bild eines Mörders, der ein kleines, wehrloses Kind tötet, ist derart quälend, dass sie glaubt, verrückt zu werden, es nicht wert zu sein, zur Gemeinschaft der guten Menschen zu gehören.

Wenn machtbesetzte Täteranteile in ihrem Inneren führend sind, verlangen sie Treuebeweise. Um einer qualvollen Bestrafung zu entgehen, muss die Patientin die Glaubensbekenntnisse der Täteranteile aufsagen, als Beweis der Treue Opfergaben erbringen (beispielsweise einige Tropfen Blut).

Saboteure der Heilung

Alle verletzenden Ego-States sind Saboteure der Heilung, Störenfriede des Heilungsprozesses. Sie erfüllen ein Schutzbedürfnis des Patienten (sie übernehmen dann eine Wächterfunktion) oder ein Bindungsbedürfnis (sie übernehmen die soziale Identität des Täters, insofern die Schuld), oder sie selbst haben das Bedürfnis, ihre »Täterrolle« (= die Möglichkeit, Hilflosigkeit und Ohnmacht zu überwinden) nicht preiszugeben. Sie wollen nicht kooperieren.

Je größer und chronischer die Verletzungen des Patienten in der Vergangenheit gewesen sind, umso mehr zerstörerische Persönlichkeitsanteile agieren, und umso grotesker erscheinen ihre Verteidigungs- und Schutzprogramme (es geht dann um Machtbesessenheit, auch Wahnvorstellungen, siehe Fallbeispiel 4 in Abschn. 3.2).

Sie sind verantwortlich für die Störung der Beziehungen der Patienten zu sich selbst und zu ihren Mitmenschen. Sie sind dafür verantwortlich, dass die Patienten in einen Teufelskreis von Misstrauen, Kritik und Kontrollsucht gegenüber ihren Mitmenschen geraten, was wiederum zu ihrer Zurückweisung durch andere und Ausschluss aus der Gemeinschaft führt. Die Folge sind dann Verzweiflung, Resignation und schwere Depression, sozialer Rückzug und Gefühle von Wut, Hass und Zerstörung gegen sich selbst oder gegen die Mitmenschen, von denen sie glauben, dass es ihnen besser geht.

Therapeutische Herausforderung, Behandlung verletzender, zerstörerischer Ego-States

Will der Therapeut den Teufelskreis auflösen, ist es nötig, sich der Feinde in der Innenwelt des Patienten bewusst zu werden, vor allem, die Gefühle von Wut, Hass, Selbstzerstörung und Neid zu erkennen. Es ist wichtig zu verstehen, dass ein Beziehungs- und Machtkampf zwischen inneren Persönlichkeitsanteilen untereinander und/oder zwischen diesen Anteilen und Personen, Persönlichkeitsanteilen der Außenwelt bestehen kann. Es kann auch sein, dass sich ein Machtkampf zwischen dem Patienten und seinen eigenen störenden und verstörenden Anteilen entwickelt hat.

Auch verletzende Anteile brauchen ständig Nahrung

Es mag paradox klingen: Auch verletzende Anteile brauchen ständig Nahrung, Zuspruch, ein Gefühl von Akzeptanz, Sicherheit und Geborgenheit, nur dann trauen sie sich an die »Oberfläche«. Sie tragen nach dem Teilemodell die Hauptlast dafür, den Patienten zu schützen und sein Überleben zu garantieren. Sie waren in der Vergangenheit dem traumatischen Ereignis am nächsten, besitzen die meiste Energie, auch wenn sie negativ ausgerichtet ist.

Wenn gegenseitige Abneigung und der Machtkampf zwischen Patient und seinen zerstörerischen Anteilen aktuell sind und im Vordergrund stehen, den weiteren Therapieprozess behindern, dann sind gute, trostgebende Erfahrungen, Übungen, die Mitgefühl für Geist, Seele und Körper hervorrufen (siehe Abschn. 9.2), hilfreich. Dadurch wird der Boden für die Begegnung mit den zerstörenden Anteilen vorbereitet.

Die verletzenden Anteile zu Freunden machen

T. Allione (2009), eine in der USA praktizierende Therapeutin, die ehemals als tibetische Nonne gelebt hat, stellt in ihrem Buch *Den Dämonen Nahrung geben* eine Art Meditation vor, die sie aus dem Buddhismus übernommen hat. Die Meditation beinhaltet, wie Patienten die Bedürfnisse ihrer inneren »Dämonen« durch Nachfragen erfahren können:

»Was willst du von mir? Was brauchst du von mir? Wie fühlst du dich, wenn du bekommst, was du brauchst?« (Allione 2009, S. 338). Die spezifischen Bedürfnisse werden anschließend durch liebevolles, geduldiges Nähren befriedigt. Dadurch werden die inneren Dämonen zum Freund, zum stützenden Begleiter gemacht.[6]

Ein Patient kann mehrere Dämonen besitzen, die alle »befriedet« werden müssen. Die Technik des Nährens setzt allerdings voraus, dass der Patient bereit ist, seine inneren Dämonen zu akzeptieren.

Wenn verletzende, zerstörerisch wirkende Anteile zum Freund und Beschützer gewonnen werden, sich wandeln können, können der Dialog und die Zusammenarbeit innerhalb der inneren Familie aufrechterhalten, dadurch die innere Balance wiederhergestellt werden. Das wiedergewonnene innere Gleichgewicht des Patienten wirkt sich auch positiv auf seine Außenbeziehungen aus.

Fallbeispiel 17 (Meditationsübung: Bedürfnisse des Dämons)

M., ein 38-jähriger Patient, antwortete bei der oben angesprochenen Meditationsübung auf die Fragen, nachdem er in die Gestalt eines Dämons geschlüpft war, spontan:

»Am liebsten möchte ich alles kaputt schlagen.«
»Ich möchte meine Ruhe, am liebsten verschwinden.«
»Dann wäre ich in Frieden!«

In den Aussagen des »Dämons« wurden die Wut, die Aggression, sein Verteidigungsmodus deutlich: So sah er die Aufgabenerfüllung zum Schutze »seines« Patienten. Die erste Antwort symbolisierte Kampf, Tötung des vermeintlichen Feindes; die zweite Flucht, wenn schon nicht gesiegt werden kann; die dritte bekundete sein Befinden, wenn seine Bedürfnisse erfüllt wären, denn dann hätte er wieder sein inneres Gleichgewicht.

Der Patient hasste diesen »dämonischen« Anteil, der ihn zum Machtkampf zwang. Es fiel ihm schwer, den verletzenden Anteil zum Dialog zu ermutigen. Hinter der zerstörerischen Haltung dieses Anteils steckte wohl eine ungeheure Angst vor Veränderung. Er musste erst einmal Vertrauen fassen können, dass ein Angriff von innen und außen unwahrscheinlich ist (von inneren Familienmitgliedern, vom Patienten selbst, vom Therapeuten). Die Erfahrung und das Wissen,

6 Vergleiche katathym-imaginative Psychotherapie, katathymes Bilderleben (KIP), eine Technik auf der Symbolebene, die der Entängstigung dient, etwa dazu, wie man einem wilden Tier in die Augen schauen oder es füttern kann; vgl. Leuner und Bartl (1993).

dass er jederzeit willkommen sei, dabei selbst Zeitpunkt seines Erscheinens bestimmen könnte, gab ihm, dem zerstörenden Anteil, die Sicherheit, die er benötigte, um sich auf einen inneren und äußeren Dialog einlassen zu können.

M. lernte, die schwierige Aufgabe seines inneren Feindes zu würdigen, der innere Feind seinerseits lernte, seine bisherigen Strategien so zu verändern, dass sie den Alltag des Patienten nicht mehr behinderten. Der ehemalige Feind wurde zum treuen Beschützer und Begleiter, zum Freund.

9 Therapiekonzept: Das innere Gleichgewicht von Geist und Körper wiedererlangen

»In langen, nicht endenden Bächen/Das Eis schmilzt/
Unter der zarten, bejahenden, warmen Berührung/Erwachendes Leben/
Sich nach und nach entfaltet, ausbreitet/Neu/In die Bewegung finden/
Die weder Anfang noch Ende/Der dennoch beides innewohnt/
Sich ihr anschließen/Vertrauen/Und/Aufbrechen«

(Ausschnitt aus einem Gedicht einer 42-jährigen Patientin)

Lernen, wieder in Bewegung zu kommen

Patienten mit traumatischer Erfahrung benötigen zuerst Sicherheit, um ihren Stress reduzieren zu können. Sie müssen lernen, sich selbst zu beruhigen. Ebenfalls müssen sie lernen, wieder neu und ohne Gefahr in Bewegung zu kommen, auch wenn alltägliche Dinge sie in die traumatische Vergangenheit zurückversetzt und gelähmt haben. Wenn die Vorstellungsbilder der traumatischen Ereignisse, die Gedanken, Geräusche und Körperempfindungen sie zu überfluten drohen, benötigen sie Techniken, um in der Gegenwart wieder präsent sein und sich auf die Mitmenschen ihrer Umgebung einlassen zu können. Solange der gegenwärtige Moment durch vergangene traumatisierende Erinnerungen überlagert und gestört, die aktuelle Erfahrung zu einer Illusion von Zeit und Wahrnehmung geworden ist, können sich die Betroffenen in Gegenwart anderer Menschen nicht sicher fühlen (van der Kolk 2015).

Patienten benötigen Trost

Wenn äußere und innere Sicherheit gegeben sind, benötigen die Patienten Trost. Trostspenden ist ein liebender Akt. Es ist schwer, einen Menschen zu trösten, für den man wenig Sympathie empfindet oder den man sogar ablehnt. Auf der anderen Seite wird ein zu Tröstender den Trost nicht annehmen können, wenn er sich selbst nicht angenommen fühlt. Auch kann der Patient sich kaum selbst trösten, wenn er seine eigenen inneren zerstörerischen Anteile nicht angenommen hat.

Wie entscheidend für den Patienten und seine Therapie das Gefühl des Angenommensein sein mag, zeigt dieser Satz einer 42-jährigen Frau:

»Dass ich in der Therapiestunde, in meiner abgrundtiefen Verzweiflung, meiner Qual, in meinem Schmerz, meinen Tränen angenommen wurde, Raum hatte, so zu sein, und so sein durfte, dass das mit mir ausgehalten wurde, habe ich als Halt, Trost und Angenommensein empfunden!«

Nur wenn verletzte Menschen Trost erfahren haben oder Hoffnung auf Trost haben können, sind sie bereit, sich ihrem Geist und Körper achtsam und liebevoll zu zuwenden.

Auch über die Liebe zu Tieren können Patienten lernen, sich selbst zu lieben. Dadurch erfahren sie die Kraft, die sie brauchen, um sich für die Unversehrtheit ihres Geistes und Körpers zu entscheiden.

Fallbeispiel 18 (Über die Liebe zu Tieren sich selbst lieben lernen)

Über ihre Selbstverletzungswünsche sagte J., eine 32-jährige Patientin, sie hätten dann aufgehört, als sie erkannt habe, dass sie das Pferd, das sie lieben gelernt hatte, niemals verletzen könnte. Ihr unverletztes Selbst hatte ein Wissen über die Liebe und die Erkenntnis, andern, vor allem Tieren, keinen Schaden zufügen zu dürfen. Dieses Wissen wurde durch die Fürsorge für das Tier aktiviert und hinderte sie letztlich daran, sich selbst vorsätzlich zu verletzen.

9.1 Atemübungen

Die einfachsten Übungen zur Beruhigung und Fokussierung sind Atemübungen. Konzentriertes, tiefes Ein- und Ausatmen hilft den Patienten, sich im Hier und Jetzt besser wahrzunehmen und den Stresspegel abzusenken. Die Patienten werden gebeten, bei der Atemübung darauf zu achten, welche Wahrnehmungen sie nach dem vertieften Atmen haben und ob sie einen Unterschied zum zuvor bestehenden Empfinden feststellen können.

Ein gleichzeitiges »Tönen« beim Ausatmen (beispielsweise Voo, »Wuh!«, Levine 2015) verstärkt den entspannenden Effekt (durch die stärkere Kontraktion des Zwerchfelles wird die Ausatmung vertieft). Es ist die physiologische Antwort des die Atemfrequenz modulierenden Vagusnerven (des ventralen Vagus-Astes). Der Vagusnerv steht in Verbindung mit dem Stammhirn und den weiter oben gelegenen Zentren (dem medialen präfrontalen Kortex), die einen regulierenden Einfluss haben, für Gleichmut und Gelassenheit sorgen.

9.2 *Achtsamkeit, Achtsamkeitsübungen*

Achtsamkeitsübungen bewirken innere Ruhe und Verbundenheit
Achtsamkeit ist eine bestimmte Form des Bewusstseins, die absichtsvoll ist, sich auf den gegenwärtigen Moment statt auf die Vergangenheit oder Zukunft bezieht und nicht wertend ist. Achtsamkeitsübungen helfen, sich auf den gegenwärtigen Moment zu beziehen. Traumatisierten Personen fällt es sehr schwer, »sich im gegenwärtigen Augenblick lebendig zu fühlen« (van der Kolk 2015, S. 90).

Exkurs 1

Studien weisen darauf hin, dass Achtsamkeit zu einer verbesserten Emotionsregulation führen kann. Patienten mit erhöhter Achtsamkeit, gemessen in einem Achtsamkeitsfragebogen (»Mindful attention awareness scale« – MAAS, Brown a. Ryan 2003) zeigten in dem bildgebenden Verfahren der funktionellen Magnetresonanz-Tomografie (fMRT) eine verstärkte Hemmung der Amygdala durch den medialen präfrontalen Kortex während des Benennens von Emotionen.

Der mediale präfrontale Kortex (MPFK) koordiniert Herzfrequenz, Atmung und Verdauung. Er ist zuständig für die eingestimmte Kommunikation, dafür, »sich erfühlt zu fühlen«. Er sorgt für emotionale Ausgeglichenheit, für Gleichgewicht, für Reaktionsflexibilität; er bestimmt den Abstand zwischen Input und Handlung, sorgt für Angstmodulation (für präfrontale Hemmung der Amygdala), für Empathie (etwas aus der Sicht des anderen zu sehen) und Einsicht (den eigenen Geist wahrzunehmen). Er ist zuständig für moralisches Bewusstsein und ethisches Handeln bei einer Herausforderung (unmittelbare negative Impulse werden unterlaufen), für die emotionale Bedeutung eines Problems. Er sorgt für Intuition und den Zugang zur Weisheit des Körpers. Es ist die Grundlage für Gleichmut und Gelassenheit. Die absichtliche Ausrichtung der Aufmerksamkeit auf ein Ziel ist eigentlich eine Art selbstbestimmter Erfahrung (Siegel 2012, S. 35).

J. Kabat-Zinn (vgl. 1990) gründete in den 1970-Jahren aus der zweieinhalbtausend Jahre alten buddhistischen Praxis ein Programm der »achtsamkeitsbasierten Stressreduktion« (MBSR), das heute auch in die Arbeitswelt Eingang gefunden hat, in Studien wissenschaftlich erprobt und dessen Wirksamkeit nachgewiesen ist. (Siehe *Exkurs 1.*)

Personen empfinden, wenn sie sich sicher fühlen und geübt sind, während der Achtsamkeitsübungen (sie werden auch

Achtsamkeitstrance genannt) eine innere Leichtigkeit und Ruhe. Ihre Körperhaltung ist entspannt, in ihrem Gesicht ist häufig ein Lächeln zu beobachten. Als Zeichen der physiologischen Entspannung, des abfließenden Stresses beginnen sie, tief zu atmen, sogar zu gähnen.

Achtsamkeitsbasierte Übungen für mehr Mitgefühl und Selbstakzeptanz, wie sie von E. van den Brink und F. Koster (2012) in ihrem Buch *Mitfühlend leben* vorgestellt werden, helfen von Schmerz und Leid geplagten Menschen, eine offene, freundliche Haltung ihren Angehörigen und ihrem weiteren Umfeld gegenüber einzunehmen und zu bewahren und dadurch mehr innere Ruhe und Verbundenheit zu erleben.

Der sichere Ort, eine Voraussetzung für die Auseinandersetzung mit dem Trauma

Eine sehr schöne Beschreibung des sicheren Ortes ist die von K. Spiering (1996, zit. nach van den Brink u. Koster 2012, S. 57):

> »Wie wenn du an einen Ort gelangst, dich umsiehst und weißt, dass du zu Hause bist. Als ob du ihn schon kanntest, bevor du ihn sahst. Dort warst, bevor du noch dorthin kamst, einfach zu Hause.«

Wesentliche Elemente der psychodynamisch imaginativen Traumatherapie (PITT von L. Reddemann) sind Achtsamkeitsübungen, die besonders in der Stabilisierungsphase Anwendung finden. So sind die Schaffung und Einübung eines »sicheren Ortes« Voraussetzung für die Patienten, sich den traumatischen Inhalten nähern zu können, und sind notwendig für das Erlernen von Selbstfürsorge. Der »sichere Ort« ermöglicht den Rückzug in Sicherheit und Geborgenheit.

Patienten, die unter andauernder Anspannung stehen oder depressiv sind, fällt es schwer, einen sicheren Ort zu benennen. Dann muss er erst erschaffen und eingeübt werden. Vielleicht gibt es in der Umgebung dieser Personen, im Park oder in ihrem Zuhause einen Platz, der ihnen besonders gut gefällt, an dem sie sich wohlfühlen (einen bequemen Sessel mit Blick aus dem Fenster auf eine schöne Landschaft, ein Plätzchen im Garten oder ein in der Erinnerung gebliebenes grünes Sofa). Die Patienten werden angehalten, sich dabei auf ihre Sinne zu konzentrieren, auf angenehme Farben, Geräusche, Düfte, Berührungen und sie in sich aufzunehmen: es einfach geschehen zu lassen, wissend, dass dies ihr ureigener Ort ist, der ihnen alleine gehört, den kein Eindringling von außen stört.

Fallbeispiel 19 (Imagination sicherer Ort)

- I., eine 52-jährige Patientin, erinnerte sich auf der Suche nach solch einem Plätzchen an das grüne Sofa ihrer Oma. Dort hat sie sich hingekuschelt. Es war der einzige Ort, an dem sie sich sicher fühlte.
- M., ein 38-jähriger Patient, erinnerte sich an das Wohnzimmer seiner Großmutter, an ein rundes Tischchen, mit einer Spitzendecke bedeckt, darauf zwei Teetassen aus feinem Porzellan, die Großmutter im blauen Seidenkleid mit weißem Spitzenkragen. Dort fühlte er sich geborgen, frei und ohne den gewohnten Druck, den er täglich empfand. Die Großmutter wollte keine guten Leistungen von ihm hören, sie wollte, dass der kleine Junge fröhlich, unbelastet war, keinen Kummer hatte, dass es ihm gut ging. Sie wurde für ihn zum Symbol des Friedens und der Lebensfreude. Er sah sie vor sich, ruhig, freundlich lächelnd auf ihrem Stuhl sitzend, die duftende Teetasse in der Hand. Er vernahm ihr vertrautes Parfum, das leise klingende Geräusch der Teetasse, wenn sie sie auf den Unterteller setzte. Er sah die goldenen Sonnenstrahlen durch das Fenster dringen, die den Raum mit einem Leuchten ausfüllten, die Blumen auf der Fensterbank zum Glühen brachten, und er spürte ihre Wärme auf seinem Gesicht.
- G., eine 30-jährige junge Frau, sah sich in einem lichtdurchfluteten Raum mit viel hellem Holz. Das einfallende Licht war gebrochen durch die mit Jalousien versehenen Fenster, die bis zum Boden reichten. Draußen plätscherte das Wasser eines Springbrunnens, vermischt mit den leisen Tönen einschmeichelnder Musik. In der Mitte des Raumes stand eine bequeme Liege aus Holz, mit weißem Leinen überzogen. Es war warm, nur ein leichtes Kleid bedeckte

ihren Körper, und ein feiner Wind, der durch die offenen, von Jalousien behangenen Fenster strich, berührte sanft ihren Körper.
- Andere Patienten stellten sich einen goldgelben Strand unter einer strahlenden Sommersonne vor, das unendliche Blau des Meeres, das sich bis zum Horizont ausdehnte und nur von ein paar weißen Segeln unterbrochen war. Sie hörten das leise Rauschen der Wellen, das Rascheln der Palmenblätter, nahmen den Salzgeruch des Meeres wahr, den Geruch des Tangs, vielleicht auch die Spur eines Fischgeruches. Und sie fühlten eine feine Brise durch ihr Haar wehen, den warmen, feinen Sand unter ihrem Körper, unter ihren Füßen, die sich in den Sand eingruben.

Wenn die Patienten ihren »sicheren Ort« gefunden haben, ist das an ihrem entspannten und friedlichen Gesichtsausdruck zu erkennen, dem Lächeln, dass ihre Lippen umspielt. Sie werden gebeten, diesen Ort im Gedächtnis fest zu verankern und mehrmals am Tag für ein paar Minuten dorthin zurückzukehren. Die Übung kann erweitert werden durch das Einführen eines inneren »Wegbegleiters« (das kann ein Idol sein, ein Tier, vielleicht auch eine bereits verstorbene geliebte Person), der liebevolle Anteilnahme, Zuspruch und Trost, Sicherheit und Geborgenheit gibt. Er ist Wegbereiter und Unterstützer im weiteren Therapieverlauf, insbesondere für die Verhandlung mit inneren zerstörerischen Anteilen.

9.3 Körperbewusstsein und Körpergewahrsein

Lernen, Unterschiede zwischen einzelnen Körperempfindungen wahrzunehmen

Körperbewusstsein neu zu erfahren und zu üben, weiterzuentwickeln hat einen stabilisierenden Effekt. Jede Art von Körpertraining, für die sich die Patienten interessieren, das sie mögen und das ihrem Lebensstil entspricht, sollte unterstützt werden. Positive Energien werden wieder bewusstgemacht, und die Betroffenen werden dazu ermutigt, erneut Verantwortung für ihren Körper zu übernehmen. Auch Tiere – Hunde, Pferde – können durch ihre zuverlässigen und verlässlichen Äußerungen – durch Bewegungen ihres Körpers und durch Laute im Kontakt mit ihrem Besitzer oder Betreuer – hilfreiche Vermittler dafür sein, sich dem eigenen Körper wieder zu zuwenden und ihn differenzierter wahrzunehmen.

Körpergewahrsein bringt die Patienten mit ihrer inneren Welt in Kontakt. Gefühle können neu identifiziert und mit den entsprechenden Körperempfindungen verbunden werden. Wenn Patienten viele Jahre jegliche körperliche Empfindung ausgeschaltet haben, verharrt ihr Körper in einem erstarrten Zustand. Wenn sie etwas anderes erleben wollen, müssen sie lernen, sich auf physische Empfindungen zu konzentrieren, sie zu lokalisieren und Unterschiede in den Empfindungen zu spüren. Körperliche Empfindungen sind flüchtig und verändern sich schnell – durch eine andere Körperhaltung, durch Atmung und Denken. Eine Achtsamkeitsübung, der »Body Scan«, lehrt, mit wohlwollend akzeptierender Haltung den Körper vom Kopf bis zu den Füßen wahrzunehmen, zu erspüren, und erlaubt es, innere »Inseln der Sicherheit« im Körper zu entdecken.

Die Aufmerksamkeit auf die Körperempfindungen zu richten, dabei das An- und Abebben der Empfindungen zu erfahren, das ermöglicht es, Einfluss auf die Gefühle zu nehmen (van der Kolk 2015).

Lernen, die eigenen körperlichen Reaktionen zu ertragen

> »Die eigenen körperlichen Reaktionen registrieren und ertragen zu können ist Voraussetzung für eine gefahrlose erneute Konfrontation mit der eigenen Vergangenheit« (van der Kolk 2015, S. 250).

Wenn die Patienten gelernt haben, dass sie den Erregungszustand ihres Körpers durch Atmung, Bewegung, Änderung ihrer Gedanken (zum Beispiel indem sie an einen geliebten versus ungeliebten Menschen denken) beeinflussen können, müssen sie weniger Angst vor überflutenden Empfindungen haben. Und wenn sie lernen, welche der auftauchenden Körperempfindungen mit einem Gefühl des Kontrollverlustes verbunden sind und was sie dagegen tun können, spüren sie sich wieder geerdet.

Körperübungen können zu Beginn jeder Therapiesitzung eingesetzt werden, sind auch hilfreiche Techniken eines individuellen Notfallkoffers (siehe Abschn. 9.5).

Somatic Experiencing (SE): Eine körperbasierte Therapie hilft, die im Körper gefangene Energie auszuleiten

Menschen, die in ihrem Entsetzen erstarrt sind, müssen wieder ein Gefühl für ihren Körper entwickeln. Sie müssen spüren können, dass sie sich in ihm sicher fühlen können, dass sie in Sicherheit sind. Erst dann können sie wieder aktiv werden und ihre dysfunktionalen Kampf-/Flucht- und Erstarrungsreaktionen aufgeben.

Auf dieser Grundlage haben P. Odgen (2010) und P. A. Levine (2010) eine sehr wirksame körperbasierte Therapie, Somatic Experiencing (SE), entwickelt. Bei dieser Methode stehen die Erforschung körperlicher Empfindungen und die Ortung der traumatischen Erlebnisse im Körper im Vordergrund. Die Autoren nehmen an, dass durch die Auflösung der andauernden Erstarrungsreaktion und des damit einhergehenden verstärkten Erregungszustandes alle Symptome einer posttraumatischen Belastungsstörung zum Verschwinden gebracht werden können. Die im Körper gefangene Energie wird ausgeleitet, der Körper in einen Gleichgewichtszustand zurückgeführt. Wenn die physische Anspannung gelöst werden kann, können auch die Gefühle wieder frei werden (van der Kolk 2015). Die Selbstheilungskräfte der betroffenen Personen können reaktiviert und für die Heilung genutzt werden.

Fallbeispiel 20 (Eingefrorene Energie)

Wenn M., eine 48-jährige Patientin, von schlimmen Gefühlen, Erinnerungen der Vergangenheit überflutet wurde, erstarrte ihr Körper in einer Embryonalhaltung. Sie rollte sich auf dem Stuhl zusammen, die Beine hochgezogen, die Arme fest um den Körper geschlungen, den Kopf schräg auf die Brust gepresst. Es war ihr nicht möglich, die Therapeutin anzuschauen. Ihr Körper erstarrte so in der Vorahnung eines eintretenden furchtbaren Schmerzes. Wenn M. durch die Interventionen der Therapeutin (unter anderem durch mehrmaliges eindringliches Bitten um Augenkontakt, Atemübungen und vorsichtige Bewegungsübungen) wieder in die Gegenwart zurückkehrte, zeigte sich die langsam abfließende eingesperrte Energie in einem mühevollen Aufrollen ihres Körpers, dem dann eine starke körperliche und geistige Erschöpfung folgte.

9.4 Die therapeutische Bedeutung des haptischen Sinns, »Berühren«

Achtsame Berührungen wecken den berührten Körperbereich auf. Berührungen in Verbindung mit sanften Bewegungen ermöglichen es Menschen, Anspannungen zu entdecken, die seit Längerem bestehen, ihnen aber nicht bewusst sind. Eine Berührung aktiviert die berührte Körperstelle und veranlasst sie, stimuliert durch den äußeren Reiz, in Form einer Bewegung zu antworten.

Menschen – besonders in freud- und leidvollen Augenblicken, vor allem auch Säuglinge und Kleinkinder – besitzen ein starkes Bedürfnis, sich gegenseitig zu berühren und voneinander berührt zu werden. Die Wahrnehmung von Berührungen ist eigens in unserem Organismus vernetzt. Der Berührungssinn dient nicht nur dazu, die Welt unmittelbar zu begreifen, sondern auch, uns mit anderen Menschen zu verbinden. Die Berührung eines anderen geht uns unmittelbar »unter die Haut«, gibt Nähe, Geborgenheit, spendet Trost. Die Mutter streichelt das Kind, wenn es sich wehgetan hat. Wir umarmen einander, um Nähe und Anteilnahme zu zeigen. Berührung sagt mehr als viele Worte.

Der Tastsinn ist die Grundlage unseres Bewusstseins

Bereits im frühen Embryonalalter beginnt der werdende Mensch, seinen Tastsinn zu entwickeln, die Grenzen seines Körpers abzutasten, um somit den Unterschied zwischen sich und der Welt zu begreifen. Das sich entwickelnde Gehirn benötigt den Tastsinn, um zu wissen, wo sich der Körper befindet. Der Tastsinn ist die Grundlage unseres Bewusstseins. Er lässt sich nicht abschalten, so wie wir beispielsweise Augen, in gewisser Weise auch die Ohren verschließen können. Der Mensch benötigt den körperlichen Kontakt, damit sich in den ersten zwei Lebensjahren die neuronalen Netzwerke ausbilden können, die ihm die Unterscheidung zwischen einer liebevollen und einer feindlichen Umwelt ermöglichen. Nur so kann er Vertrauen in liebevolle Unterstützung, Geborgenheit entwickeln und muss nicht in ständiger Alarmbereitschaft sein. (Siehe *Exkurs 2.*)

Exkurs 2

Ab der 24. Woche beginnt die Hirnrinde sich in Interaktion mit der Umwelt zu furchen, und der somatosensorische Kortex, der Tast- und Bewegungsempfindungen verarbeitet, entwickelt sich (Hände, Lippen, Zunge spielen dabei die größte Rolle). Auf Frühgeborenen-Intensivstationen legen Schwestern den Winzlingen schützend sanft die Hände an den Hinterkopf und auf den Bauch, um den anstrengenden Manipulationen einer zweiten Pflegekraft, die beispielsweise Windeln wechselt, eine beruhigende Kraft entgegen zu setzen. Wenn die Körpersignale der Frühchen Stress anzeigen – wie Zusammenkneifen der Augen, Auseinanderreißen der Ärmchen, Spreizen der Fingerchen , melden die Apparate Pulsanstieg, Sauerstoffabfall. Dann führt die Schwester die kleinen Hände der Frühchen sanft und behutsam zur Körpermitte. Durch diese Zentrierung können die kleinen Wesen sich selbst besser spüren, die Berührung beruhigt sie, der Puls verlangsamt sich, der Sauerstoffgehalt im Blut steigt wieder an. Sobald die Frühchen stabil genug sind, werden sie heute auf den Spezialstationen ihren anwesenden Eltern auf die Brust gelegt, damit sie den Herzschlag der Eltern, ihre Wärme und Bewegung spüren, sie schütten dann Bindungshormone wie Oxytocin aus, die dem Stress entgegenwirken. Wenig berührte Frühchen unterscheiden sich in ihrer Stressantwort deutlich von viel berührten, und die Unterschiede sind auch noch nach Jahrzehnten nachzuweisen.

Die Neurowissenschaft unterscheidet heute drei unterschiedliche Nervenfasern, die im Dienste des Berührungsnachrichtenwesens stehen:

- schnelle A-Beta-Fasern, die in Millisekunden Berührungsreize an den somatosensorischen Kortex weiterleiten und mit motorischen Zentren verbunden sind; sie gehören zu dem unterscheidenden, diskriminativen Tastsinn
- langsame C-Fasern, die in Sekundenschnelle Schmerz-, Temperatur-, Juckreiz weiterleiten und ihn als angenehm oder unangenehm in einem speziellen Teil der Hirnrinde, der Inselregion, gewichten; sie gehören zu dem gefühlsbezogenen, affektiven Tastsinn
- CT-Fasern, C-taktile Fasern, hauchdünne Nervenfasern, die nur behaarte Hautflächen abdecken, dienen den Streicheleinheiten, langsamen, warmen, weichen Berührungen; es wird vermutet, dass diese Fasern den Zweck haben, aus der Flut von Berührungsreizen diejenigen herauszufiltern, die für unser emotionales und soziales Leben wichtig sind (McGlone 2016).

Es wird vermutet, dass unser Gehirn zwischen eigenem Erleben und der Spiegelung des Erlebten der Mitmenschen hin und her wechselt (man spricht im letzteren Fall vom »taktilen Spiegelsystem«).

Dies dient zum einen der Erfüllung unserer eigenen Bedürfnisse, zum andern dem auch vorhandenen Bedürfnis, unsere Empfindungen denjenigen der anderen anzupassen. In der therapeutischen Situation spielt dieser Prozess eine entscheidende Rolle (siehe auch Kap. 5). Flüchtiger Körperkontakt lässt uns sozialer handeln, das Händeschütteln zu Beginn der Therapiestunde ist der erste Schritt zum Beziehungsaufbau (»Midas-Effekt«, benannt nach dem mythologischen König, dessen Berührung alles in Gold verwandelte).

Therapeutische Berührungen können die Körperwahrnehmungen der Patienten und ihre inneren Vorstellungen von ihrem Körper verändern. Durch unzählige Erfahrungen zu Beginn unseres Lebens haben sich die Sinne miteinander verbunden (siehe auch Levine 2015, SIBAM-Elemente; auch hier Abschn. 10.5). Die Meldung eines Sinnes reicht dafür aus, die neuronalen Netzwerke anderer Sinne zu aktivieren und Vorhersagen zu treffen (z. B. lernen wir, in unserem

Exkurs 3

Unser Gehirn entscheidet im Hier und Jetzt über alle eingehenden Sinnesmeldungen, insbesondere darüber, ob sie zusammenpassen. Diejenigen, die passend unsere Körperposition signalisieren, bestimmen unser unbewusstes Körperschema, mit dem wir uns bewegen und handeln. Um haptische und visuelle Sinneseindrücke perfekt miteinander verbinden zu können, braucht unser Gehirn Jahre der Entwicklung. So mussten wir erst verschiedene Oberflächen voneinander unterscheiden und zuordnen lernen, ohne sie anzufassen. (Bei Verlust einer Gliedmaße, z. B. eines Beins, glaubt der betroffene Mensch dennoch, Schmerzen etwa im Bereich der vormals vorhandenen Zehen zu spüren. In der Humanmedizin wird dieser Schmerz »Phantomschmerz« genannt.)

Aufgrund unseres Tastsinns können Arme und Hände mithilfe von »Werkzeugen« wie Schreibstift, Essbesteck oder Bohrer verlängert werden. Ob wir schreiben, mit einem Messer Nahrung zerteilen oder ein Loch in die Wand bohren, unser Tastsinn geht in das Werkzeug über und sorgt für das Gelingen unserer Handlung.

Umfeld umherfliegende Gegenstände zu sehen und uns automatisch wegzuducken). Unser Körperschema ist einerseits flexibel, passt sich Veränderungen an (während des Wachstums oder während Veränderungen unseres Körperumfangs stattfinden), andererseits sind einmal grundlegend erlernte Körperschemata in neuronalen Netzwerken verankert und jederzeit aktivierbar – vgl. z. B. auch Phantomschmerz. (Siehe *Exkurs 3*.)

Wo dürfen Patienten in der Therapiesitzung berührt werden?

Ein Berührungsprotokoll kann klären, welche Berührungen seitens des Therapeuten den Patienten angenehm und welche ihnen unangenehm, tabu sind; das Protokoll enthält Fragen an die Patienten und die entsprechenden Anworten. Die Fragen– sie richten sich an die Empfindungen, nicht an die Symptome! – sind etwa folgende:

- Welche Stellen des Körpers dürfen berührt werden? Was ist nicht erlaubt?
- Was spüren die Patienten bei der Berührung, wie spüren sie sie? Wie fühlt sich die Berührung für sie an (gut, unangenehm)?
- Wo fühlt es sich gut an? Wo im Körper empfinden die Patienten die Berührung am angenehmsten?
- Welche Gefühle tauchen dabei in ihnen auf?

Wenn ein Patient beispielsweise dem Therapeuten erlaubt, die flachen Hände auf seine beiden Schultern zu legen, kann diese Berührung in ihm ein Gefühl von Gehaltenwerden entstehen lassen. Der Patient fühlt sich dadurch sicherer und geborgener.

Die Berührung an der Außenseite beider Oberarme kann ein Gefühl von Zusammenhalt, Schutz auslösen.

Berührungen am Rücken (Auflegen der Hand – Fingerspitzen nach unten: an der oberen Wirbelsäule, zwischen den Schulterblättern, an der unteren Wirbelsäule, am Kreuzbein), Berührungen am Handgelenk, Handrücken, am Fußrücken, seitlich der Füße können unterstützend, beruhigend wirken. Berührungen können auch aktivierend sein, je nachdem, wie viel Druck ausgeübt wird (Hartman 2017b).

Somatherapie, eine innovative Methode, besonders geeignet zur Auflösung des Freeze-Zustandes des Körpers

Somatherapie baut auf den Prinzipien des Somatic Experiencing (Odgen 2010; Levine 2010), auf der Polyvagal-Theorie (Porges 2010), auf der strukturellen Integration »Rolving« (Rolf 1989) sowie auf der Theorie des Tonic Function Model (Godard 1994) auf. (Siehe *Exkurs 4*.)

Exkurs 4

Rolving, strukturelle Integration: Es gibt zwei Grundannahmen der Körpertherapie: 1.) Durch körperliche Balance, Ausgeglichenheit, flüssige Bewegung, Leichtigkeit, Anmut, Wohlbefinden eines Menschen geschähe eine gute Anpassung an das Schwerefeld. 2.) Grundlage und Organ der Struktur sei die Faszie.

Tonic Function Model (Orientierungssystem nach Hubert Godard 1994, »shared body of movement«): »Interozeption« ist der Oberbegriff für die Komponenten der Wahrnehmung, die die Informationen nicht über die Außenwelt, sondern aus eigenen Körperabschnitten und über sie erfassen. Es wird zwischen »Propriozeption« (Wahrnehmung von Körperlage und -bewegung im Raum) und »Viszerozeption« (Wahrnehmung von Organtätigkeiten) unterschieden. Die Wahrnehmung der Außenwelt wird als »Enterozeption« bezeichnet.

Die Somatherapie geht davon aus, dass traumatische Erlebnisse das myofasziale System (System der Muskelfaszien), das energetische und das kinästhetische System (verantwortlich für die Tiefensensibilität, für den Lage-, Kraft- und Bewegungssinn) im Körper beeinträchtigt haben.

Gezielte Berührungen, die den ventralen Vagusnerv sowie die sympathischen Nervenfasern aktivieren, sollen gleichzeitig ein Ausschalten des dorsalen Vagusnerven bewirken, der den Freeze-Zustand unterhält, der durch das traumatische Ereignis entstanden ist. Durch die Stimulation des haptischen Systems soll der Patient lernen, sich wieder geerdet zu fühlen (Grounding). Emotionen –Gefühle des Gehaltenwerdens und Gehaltenseins (Containement) – werden erweckt. Die bessere Körperwahrnehmung (Embodiment) vermittelt Authentizität, Freude und Selbstvertrauen in die eigene Bewegung. Die soziale Kompetenz und soziales Engagement werden dadurch gestärkt.

Gezielte Techniken sollen weiterhin Orientierungssinn, Raumlagewahrnehmung, Koordination sowie Wahrnehmung der Schwerkraft positiv beeinflussen.

9.5 Notfallkoffer

Ein Notfallkoffer sollte für jeden Patienten, unabhängig davon, welche Traumatherapietechnik genutzt wird, zu Beginn der Therapie eingerichtet werden. Er dient der Vorbeugung anhaltender gefährlicher, traumatischer Überflutung des Patienten. Viele individuell gestaltete Methoden, die nach den Bedürfnissen des Patienten zugeschnitten werden, gehören zum Notfallkoffer. Es sind vor allem Methoden, die an die Sinnesqualitäten andocken – wie akustische Reize, Reize der Geschmacks- und Geruchsnerven, Bewegungsreize und Methoden, die Anregungen zur Beruhigung enthalten sollen. Im stationären Setting wird den Patienten Ergometertraining verordnet.

Die Methoden müssen regelmäßig angewandt und geübt werden, bevorzugt zu Zeiten, in denen sich die betroffenen Personen einigermaßen wohl und sicher im Alltag fühlen und sich nicht in der traumatischen Vergangenheit befinden.

Eine ganz einfache Übung bei Übererregung ist es, die Hände an die Schläfenseiten zu legen, den Kopf aufzustützen und tief ein- und auszuatmen. Manchmal hilft auch meditatives Gehen: Man geht langsam 20 Schritte im Raum und konzentriert sich dabei auf die Fußsohlen oder die Waden. Das übt den Geist, sich auf ein bestimmtes Ziel auszurichten. Die Gedanken und Gefühle, die dann beim Gehen auftauchen, erscheinen jetzt mehr aus der Distanz und werden zu einer Erfahrung, die die Patienten beim Ausführen der Bewegung machen.

Fallbeispiele 21 (Individuelle Techniken, Stress abzubauen)

- Im Notfallkoffer der 28-jährigen Patientin *S.* befindet sich eine Wärmeflasche, ein Fell, in das sie sich einwickeln kann, eine Tasse warmen Tees. Oder sie geht nach draußen in die Natur und konzentriert sich auf ihre Füße beim Gehen.

Das bewusste Gehen wurde auch während der Therapiesitzung genutzt, wenn die Patientin von unangenehmen Empfindungen überflutet wurde. Die bewusste Konzentration auf das Gehen lenkte die Patientin von ihren unangenehmen Wahrnehmungen ab, hin zu einer mehr beobachtenden Position. Patientin und Therapeutin gerieten so zu zwei Beobachtern einer dramatischen Geschichte und konnten aus der Distanz darüber sprechen.

- Der 35-jährige *K.* geht zum Boxtraining. Die sportliche Betätigung hilft ihm, Wut und Aggression, den »Kampfstress«, auszuleben, die Stresshormone abzubauen. Im Gegenzug bildet das Gehirn vermehrt Hormone, die das Belohnungssystem »füttern« (Scaer 2014).
- Die 30-jährige Patientin *B.* versucht, durch Putzen wieder Boden zu gewinnen. Wenn sie dann sieht, wie ordentlich und sauber es in ihrer Umgebung ist, und wenn sie sich beim Putzen eben auch muskulär betätigt hat, fühlt sie sich körperlich und geistig deutlich besser.

10 Anhang

10.1 *Welche Therapie ist hilfreich?*

»Ich wünsche mir, mich öffnen und zeigen zu können ... dass ich Vertrauen gewinne in die therapeutische Beziehung, die mir ein Stück Sicherheit gibt ... Es sind Verbindungsfäden, die mir Halt sind, die mich mit dem Leben verbinden. Ich wünsche mir, dass mich jemand in meiner tiefen Verzweiflung, Hilflosigkeit, Not, Hoffnungslosigkeit und Dunkelheit wahrnimmt, mich sieht und erlebt, dass mir jemand die Hand reicht, damit ich es wirklich spüre. In diesem Verbundensein kann ich mich selber wahrnehmen, bin ich mit all meinen Empfindungen und Gedanken da, gegenwärtig. In der Verbindung zum Leben, im Mich-Verbinden dahin, habe ich teil und bin ich Teil ... im gleichzeitigen Unterwegs-auf-dem-Weg-Sein und Im-Augenblick-Ankommen.«

(Aus einem Brief einer 38-jährigen Patientin)

Welche Art der vielfältigen therapeutischen Interventionen eingesetzt wird, sollte sich nach den Bedürfnissen der Patienten und ihren Therapiezielen richten. Die gewählten Interventionen werden dann auf die Vorzüge der Patienten und den Krankheitsverlauf zugeschnitten.

Allgemein ist zu empfehlen, diejenigen Interventionen unter den vielfältig vorhandenen Optionen zu bevorzugen, die die am meisten störenden Symptome betreffen, und diejenigen, die die größte unterstützende Wirksamkeit aufweisen.

Leider können viele geprüfte Therapien Patienten nicht helfen. Ein Patient kann positiv auf eine der vielen möglichen Interventionen ansprechen, ein anderer nicht, das kann nicht vorausgesagt werden. Oft suchen Patienten sich erst einmal selbst zu helfen und kaufen frei zugängliche Medikamente. Leider werden viele Patienten wegen fehlender Besserung ihrer Symptomatik mit unnötig vielen Medikamenten versorgt.

Dank der Neurowissenschaften wissen wir heute, wie traumatische Ereignisse im Laufe unseres Lebens Struktur und Funktion des Gehirns, sogar die Gene, die wir an unsere Kinder weitergeben, verändern können. In neuester Zeit werden vermehrt verschiedenste Interventionsmodelle eingesetzt, die Gehirnbereiche, die bei der Selbstregulation, Selbstwahrnehmung und Aufmerksamkeit eine Rolle spielen, wieder funktionsfähig machen sollen.

Traumatisierte Patienten leben auf der einen Seite in einer relativ sicheren, voraussehbaren Gegenwart, auf der anderen Seite in einer bruchstückhaften, bedrohlichen, aber ständig präsenten Vergangenheit. Dies bedeutet, gleichzeitig in zwei voneinander getrennten Wirklichkeiten leben zu müssen.

Eine erfolgreiche Therapie beinhaltet, die bruchstückhaften Erinnerungen so in die Lebensgeschichte der Patienten einzubinden, dass sie einen Ganzheitssinn und eine Kontinuität ergeben, es ihnen ermöglichen, Erinnerungen aus der Vergangenheit der Vergangenheit zu zuschreiben und nicht der Gegenwart (van der Kolk 2015).

Die Pendeltechnik (Levine 1991, 2011, 2015), bei der zwischen einer unangenehmen Wahrnehmung und Erfahrung in der Vergangenheit der Patienten und einer angenehmen Wahrnehmung und Erfahrung in der Gegenwart hin und her gependelt wird, erlaubt es, die Verbindung zwischen innen und außen herzustellen. Der ständige Wechsel zwischen der inneren und der äußeren Welt der Patienten stellt eine Chance dar, ihre beiden Welten zu einer gemeinsamen Lebensgeschichte zusammenzufügen.

Das allen Therapiemodellen gemeinsame therapeutische Ziel ist es, mithilfe der ressourcenreichen Anteile der Patienten und mithilfe des Therapeuten den Hilfesuchenden eine neue körperliche und seelische Wahrnehmung und Erfahrung zu vermitteln. Das bedeutet, ihre Selbstregulationsfähigkeiten zu verbessern, sie zu lehren, wieder Sicherheit und Geborgenheit in der Gemeinschaft mit sich selbst und den anderen zu erleben.

Und das bedeutet auch, die Patienten aus ihrem Gefängnis der Vergangenheit zu befreien, sie zu befähigen, sich auf ein Experimentieren einzulassen, das mit neuen, guten und gegenwärtigen Erfahrungen für sie verbunden ist.

Auf der Verhaltens- und neurophysiologischen Ebene werden die reflexartigen konditionierten Antworten der Patienten auf das traumatische Ereignis in einer kontrollierten, triggerfreien und geborgenheitsvermittelnden Atmosphäre bearbeitet. Wenn die Patienten erkennen und fühlen können, dass sich ihre psychischen und physischen Reaktionen auf das Trauma verändert haben, ihr Überleben nicht mehr in Gefahr ist, wird das Aktivierungsniveau ihrer gefahrenmeldenden Hirnorgane verringert.

Für den Heilprozess der Patienten sind ihre Bereitschaft und ihr Mut, sich zu öffnen, neues, unbekanntes Terrain zu betreten, entscheidend. Das bedeutet für den Therapeuten, ständig bereit und da zu sein, um die Patienten auf ihrem leidvollen Weg durch die Therapie begleiten zu können.

10.2 Dissoziation und ihre Subsysteme bei Nijenhuis

> *»Zur Dissoziation der Persönlichkeit bei Trauma gehört die Existenz von zwei oder mehreren unzureichend integrierten psychischen, phänomenalen, das heißt unbewussten und bewussten und verhaltensseitigen Subsystemen.«*
>
> (Nijenhuis 2016, S. 633).

Diesen Subsystemen lägen vorrangig basale Bedürfnisse zugrunde.

Manche Subsysteme seien charakterisiert durch den Willen,

> »den eigenen Alltag zu leben, und durch den Willen, traumatische Erinnerungen zu vermeiden« (Nijenhuis 2016, S. 633).

Diese Subsysteme werden »anscheinend normale Anteile der Persönlichkeit (ANPs)« genannt. Sie können von den traumaassoziierten Erinnerungen, die die Betroffenen wiedererleben, und von den dissoziierten Anteilen überflutet werden. Die Intrusionen zeigen sich als krankhafte Symptome und werden nicht selten von Patienten als Besessenheit oder als durch eine fremde Macht beeinflusst fehlgedeutet. Infolgedessen können die Patienten massive Ängste entwickeln, verrückt zu sein oder verrückt zu werden, und sie versuchen, die Symptome zu verschweigen. Von Ärzten, Psychologen werden die Symptome, wenn vom Patienten geäußert, oft als psychotische Symptome fehlgedeutet.

Im Gegensatz zu den Anteilen, die durch basale Bedürfnisse vermittelt werden, werden andere Anteile primär durch den Willen zu überleben bestimmt und äußern sich in dem Säugetiermodus des aktiven Verteidigungssystems (Kampf, Flucht). Aus neurophysiologischer Sicht bleiben sie in der Übererregung oder im passiven Verteidigungssystem, in der Untererregung (Erstarrung, tonischen Immobilität) stecken. Diese Anteile der Persönlichkeit werden »fragile emotionale Anteile der Persönlichkeit« (fragile EPs) genannt.

Dissoziative Subsysteme, die hauptsächlich von Willensimpulsen und dem unbewussten Willen, über andere zu dominieren, bestimmt sind, werden von Nijenhuis als »kontrollierende EPs« beschrieben. Diese Anteile tendieren dazu,

»die Täter oder Komplizen zu imitieren und sich zu einem gewissen Grad mit ihnen zu identifizieren« (Nijenhuis 2016, S. 633).

Anscheinend normale Anteile der Persönlichkeit können das Trauma nicht beschreiben. Dieser erfahrungsgemäße und erkenntnistheoretische Effekt dient der Vermeidung von fragilen und kontrollierenden EPs, der Vermeidung von traumafixierten, dissoziativen Anteilen und der Vermeidung von traumatischen Erinnerungen. Dadurch können die betroffenen Personen auch Körperempfindungen, Gefühle, Gedanken, Fantasien, Körperhaltungen, Bewegungen und Verhaltensweisen vermeiden.

Fragile EPs wollen wahrgenommene oder gefürchtete Belastungen kontrollieren. Sie setzen dafür »physisches Verteidigungsverhalten« und/oder »Bindungsschreie« ein. Sie stecken in »Traumazeit«, »Traumaland« und »Traumaidentität« fest, und sie wissen nicht, wo sich ihr Patient gerade zeitlich, örtlich und bezüglich seiner Identität befindet (ebd., S. 635).

Kontrollierende EPs wissen im Allgemeinen, dass sie fragil sind, wollen dies aber nicht erleben und schon gar nicht zeigen. Auch sie bleiben in der Traumazeit, im Traumaland und in der Traumaidentität stecken und wissen weitgehend ebenso wenig, wo ihr Patient aktuell in Bezug auf Zeit, Ort ist und welche Identität er gerade besitzt.

10.3 Neurophysiologische und verhaltenspsychologische Veränderungen, traumabedingte Reaktionen

Die Hippocampi, Hirnstrukturen des limbischen Systems, sorgen für die Enkodierung expliziter Erinnerungen. Der Hippocampus der linken Gehirnhälfte arbeitet mit Fakten, der Hippocampus der rechten Gehirnhälfte verarbeitet episodische Erinnerungen. Beide Gehirnstrukturen sind eng mit den Organen der Amygdala verbunden, vernetzt. Dort werden die Einzelheiten einer Erfahrung mit dem emotionalen Gehalt und der Bedeutung für die jeweiligen Ereignisse verbunden. Die Hippocampi verbinden die zunächst getrennten Feuerungsmuster im limbischen System mit den wahrnehmenden und planenden Bereichen des Kortex.

Bei vorangegangener Traumatisierung und wenn Erinnerungsspuren ursprünglicher Geräusche, Bilder und Empfindungen reaktiviert werden, schaltet der Frontallappen ab, einschließlich der Region, die

Gefühle in Worte umwandelt (Broca-Zentrum), einschließlich der Region, die unser Zeit- und Ortsgefühl produziert, und einschließlich der Thalamus-Region, die die Rohdaten eintreffender Empfindungen verarbeitet. Dann übernimmt das emotionale Gehirn, das nicht verbal kommunizieren kann, die Führung. Die Gehirnbereiche, die für adäquate Speicherung und die Integration neu eintreffender Informationen wichtig sind wie Hippocampus und Thalamus, können die Informationen nicht in eine Geschichte einbinden. Sie bleiben sensorische und emotionale Spuren, fragmentierte Bilder, Geräusche und physische Empfindungen.

Störung der Angstkonditionierung (vgl. auch Hüther 1997)
Angst ist die vorrangige Größe, die bei PTSB die Pathophysiologie bestimmt. Es besteht eine Angstkonditionierung. Eine abnorme Angst spielt bei dem Erklärungsversuch für die Pathophysiologie der PTBS eine vorrangige Rolle. Neurophysiologische und neuropsychologische Studien (Longo 2017) haben dem Angstgedächtnis bestimmte Formationen der Amygdala zugeordnet (ebenso spielten in den Studien Modulationen eines komplexen Zusammenwirkens zwischen verschiedenen Nuklei und Zelltypen im basolateralen Anteil der Amygdala eine Rolle). Die beständige Angstantwort wurde der abnormen Angstlöschung, dem abnormen Erlernen von Sicherheit zugeordnet. Außerdem sei assoziatives Lernen gelöscht worden. Das Angstkonditionierungsmodell der PTBS hat einige allgemeine Therapieansätze der Erkrankung beeinflusst, wie beispielsweise die auf der Expositionstherapie basierte kognitive Verhaltenstherapie.

Störung der adäquaten Gefahrenerkennung
Drohende Stimuli werden, wie die angesprochenen Studien zeigen, nicht adäquat wahrgenommen, Gefahren nicht adäquat erkannt. Hypervigilanz, eine erhöhte Gefahrenantizipation und eine übertriebene Reaktion auf außerordentliche Stimuli (funktionelle bildgebende Verfahren determinierten entsprechende Hirnregionen) sind vorhanden. PTBS wurde assoziiert mit einer Übererregung in den Regionen der Insel, der Amygdala und dem dorsalen anterioren Cingulus (= Teile des limbischen Systems). PTBS ist charakterisiert durch eine Hypervigilanz, die der Situation unangemessen ist, und durch das Missverständnis, dass Umstände bedrohlich sind, obwohl Sicherheit besteht.

Störung von Exekutivfunktionen und Emotionsregulierung

Damit Emotionen adäquat reguliert werden können, müssen die exekutiven Funktionen regelrecht arbeiten. Dysfunktionale Exekutiv- und Emotionsregulationsfunktionen sind zuständig für Gedächtnis- und Konzentrationsdefizite bei PTBS, für Kontrollverlust bei emotionalen Antworten, für Irritabilität und Impulsivität. Gestörte Verbindungen innerhalb und zwischen exekutiven Netzwerken in der Frontoparietalregion des Gehirns wurden beobachtet, die manifestierten, dass dysfunktionale Exekutivfunktionen und dysfunktionale Emotionsregulationskreise vorhanden sind.

Störungen von kontextuellen Prozessen

Es bestehen außerdem gestörte kontextuale Prozesse. Normale, ungestörte Prozesse einer Information, die kontextuiert ist, erlauben es dem Menschen, ungefährdet zu fliehen, zu kämpfen, sich tot zu stellen oder eine Situation zu genießen. Ein angemessener kontextueller Prozess hängt von ungestörten Verbindungen im medialen präfrontalen Kortex und dem Hippocampus ab.

Hippocampale Organveränderungen wurden bei PTBS beobachtet. Verminderte Signale im medialen präfrontalen Kortex wurden mit der verzögerten Löschung der auf den Reiz bezogenen Angstkonditionierung, der defizitären Verarbeitung kontextueller Informationen und dem gestörten Lernen und Wahrnehmen von Sicherheitssignalen in Verbindung gebracht (Longo 2017).

10.4 Einfluss traumatischer Ereignisse auf den »Felt Sense«, das Körpergefühl (E. T. Gendlin)

E. T. Gendlin (1926–2017) ging der allgemeinen Frage nach, was geschehen muss, damit Psychotherapie gelingt und zu lang anhaltenden Veränderungen führt. Bei der Analyse von Tausenden von Therapiesitzungen stellte Gendlin (1998) fest, dass für die Therapie relevante Veränderungsschritte durch etwas, was die Patienten innerlich häufig intuitiv und unbewusst taten, hervorgerufen wurde: Nämlich, um ein Gefühl zu beschreiben, schwiegen sie, sie suchten nach Worten, um ihr Erleben zu schildern, oder sie rangen um Metaphern. Veränderungsschritte wurden auch durch Veränderungen ihres Körpers, durch auffallendes Ausatmen, Gähnen, plötzliches Zusammensacken sichtbar.

Gendlin postuliert, dass Veränderungsschritte von den schwer greifbaren Körperempfindungen (im »Volksmund«: einem flauen, mulmigen Gefühl; einem Kloß im Hals ...) kommen und nicht von den bekannten Gefühlen wie z. B. Angst, Trauer, Wut. Er nennt dieses innere Erleben den »Felt Sense«, den »körperlich gefühlten Sinn« oder Körpersinn einer Sache, eines Problems oder einer Situation.

Ein »Felt Sense« enthalte stets das Wissen über die Wachstumsrichtung, den nächsten Schritt, er komme dem nahe, was als Intuition oder Bauchgefühl beschrieben wird. Ein Veränderungs-, Entwicklungsschritt geschehe in dem Augenblick, in dem ein »Felt Sense« symbolisiert, also die tiefe Bedeutung eines Körpergefühls verstanden werde. Dabei verändere sich der »Felt Sense«.

Die Veränderung eines Körpergefühls, das damit einhergehende Verstehen und Bewusstwerden seiner Bedeutung sei der Kernprozess seelischer Weiterentwicklung und seelischen Wachstums per se.

Praktisch bedeute diese Art der Aufmerksamkeitsfokussierung auf das innere Geschehen, den »Felt Sense«, eine bestimmte Art der Selbstwahrnehmung. Das wiederum bedeute, sich in einer Haltung von Neugierde, Interesse, Geduld und Wertschätzung dem »Felt Sense« zuzuwenden, sich so lange darauf zu konzentrieren, bis er sich verändern, symbolisiert und verstanden werden kann (Gendlin 1998). Dieser Prozess seelischer Heilung und Weiterentwicklung sei lehr- und lernbar, kein qualvoller, leidvoller Weg, sondern werde körperlich als wohltuend erlebt werden. »Focusing« hat in der allgemeinen Psychotherapie, vor allem auch in der focusingorientierten Psychotherapie (FOT) unter dem Stichwort »Experiencing« und in der Traumatherapie Anwendung gefunden.

10.5 SIBAM-Modell und Lebensfluss-Modell von P. A. Levine

P. A. Levine (1986, 1991, 1999, 2010, 2011, 2015) betont in seiner Traumaforschung die somatischen Aspekte der Traumareaktion. Körperliche Empfindungen, innere Bilder, Verhaltens- und affektive Aspekte, die in einer jeweiligen Situation wahrgenommen werden, und die Bedeutung, die der Situation beigemessen wird, formen die natürliche, folgerichtige Antwort auf die Situation (Levine 2015).

SIBAM-Modell

P. A. Levine entwickelte auch ein Modell, das SIBAM-Modell, das der Diagnose und Therapie dazu dient, sich der Traumaproblematik aus neurophysiologischer und verhaltenspsychologischer Perspektive zu nähern. Es bedeuten:

- *S – Sensation:* Damit gemeint sind sensorische Empfindungen – propriozeptiv (Raumzuordnung), kinästhetisch (Tonus der Muskulatur), vestibulär (Beschleunigung, Entschleunigung), viszeral (Wahrnehmung von inneren Organen, von Darm, Herz und Lunge, Blutgefäßen), die durch eine Situation ausgelöst werden.
- *I – Image:* Bezieht sich auf die inneren Repräsentationen, Vorstellungen oder inneren Bilder, die durch äußere Reize (visuell, auditiv, taktil, gustatorisch, olfaktorisch) ausgelöst werden.
- *B – Behaviour:* Das Verhalten ist die einzige Quelle, die dem Therapeuten bei der Beobachtung des Patienten direkt Aufschluss gibt. Der Therapeut kann den inneren Status eines Patienten durch dessen Körpersprache erschließen, durch dessen archetypisches Verhalten, durch willkürliche und unwillkürliche Bewegung, unfreiwillige Gesten, durch Gesichtsausdruck, durch plötzliche Veränderung der Körperhaltung (z. B.: sich dem andern zuwenden oder sich von ihm abwenden). Autonome Signale, einschließlich des kardiovaskulären und respiratorischen Systems, Herzfrequenz und Atemfrequenz, viszerale Signale (Darmbewegungen und -geräusche) sind bedeutsam.
- *A – Affects:* Bezieht sich auf Gefühle wie Wut, Furcht, Angst, Trauer, Abscheu, Ekel, Scham, Aufregung, Glück, Freude und auf die fein abgestimmten, basalen, tief empfundenen Gefühle von Attraktion, Anziehung und Vermeidung, auf die Einordnung »gut« und »schlecht«.
- *M – Meaning:* Es sind die Bedeutungen, die der Ganzheit einer Erfahrung zugeordnet werden und die aus den Elementen S, I, B, A bestehen. Dies schließt auch traumabedingte Glaubenssätze ein, wie zum Beispiel: »Ich bin es nicht wert, zur Gemeinschaft der Menschen zu gehören!«

Ist ein Trauma nicht aufgelöst – sei es, dass die einzelnen Elemente zu nah miteinander verbunden sind, sich überlappen, sich nicht voneinander trennen lassen, chaotisch vernetzt sind (»over-coupled«: Eine angenehme positive Erinnerung wird plötzlich durch ein negatives Element der Erfahrung überflutet); oder sei es, dass die einzelnen Elemente dissoziiert und fragmentiert sind (»under-coupled«; Levine 2015) –, Erfahrungen sind dann auf eine Weise miteinander verbunden, die ihre Integration unmöglich macht. Bei der chaotischen Vernetzung sind die traumatischen Erfahrungen mit den nichttraumatischen Erfahrungen derart stark verbunden, dass der Betroffene sie nicht voneinander unterscheiden kann. Um das Trauma aufzulösen, müssten die einzelnen Elemente, die am Trauma beteiligt sind, getrennt und neu verbunden werden.

Das Lebensfluss-Modell

Der Lebensfluss ist eine Metapher für unser Verhalten, unsere Gefühle und unsere Gedanken (Levine 1998). Der Lebensfluss ist ständig in Bewegung. Er beinhaltet alle unsere Gedanken, Gefühle, Bilder, Verhaltensweisen, Beziehungen und Körperempfindungen. Die Ufer sind die Grenzen, die übermäßige Störeinflüsse abhalten. Der Fluss muss sich selbst regulieren, das Leben verläuft in einem vorwärtsgerichteten Fließen. Dies beinhaltet, dass der Mensch sich festgehalten, sicher, integriert, zusammenhängend (im Gegensatz zu gespalten, dissoziiert), als Ganzes und im Gleichgewicht fühlt. Er kann sich selbst regulieren. W. Hartman (2017b) nennt Selbstregulatoren, die jeweils dem Stammhirn, dem limbischen Systems, dem oberen Kortex zugeordnet werden:

- Stammhirn: Körpererleben, Körperwahrnehmung oder Verkörperung (»Felt Sense«), Propriozeption
- Limbisches System: Regulation der Gefühle, Beziehungen, Verhalten, innere Bilder
- Kortex: Kognitionen, Gedanken (z. B. »Ich spüre nichts, habe keine Gefühle mehr!«).

Hindernisse im Flussbett wie Steine und Geröll, Baumstämme sowie Beschädigungen der Ufer repräsentieren traumatische Ereignisse und bilden sogenannte Traumastrudel. Wenn die Ufer des Lebensflusses überflutet werden, verlieren die Menschen ihre Lebensorientierung, ihren Lebenssinn. Auf der Suche nach Antworten auf solche Ereignisse geraten sie in einen immer tiefer werdenden ausgesprochenen Chaosstrudel. Ihr Alarmsystem wird aktiviert, mobilisiert, die Regulation des autonomen Nervensystems gerät in Gefahr, ernsthaft gestört zu werden.

Aus dem Lebensfluss-Modell und den Kenntnissen des autonomen Nervensystems hat Levine (2010) die Theorie des Somatic Experiencing entwickelt (vgl. Abschn. 9.3).

10.6 Polyvagal-Theorie von S. W. Porges

Die Polyvagal-Theorie (Porges 2010, 2017) bezieht sich auf die darwinsche Erkenntnis, dass der Vagusnerv, der unterschiedliche Nervenfaserstränge besitzt (myelinisierte Nervenfasern, die die Organe oberhalb des Zwerchfelles regulieren; nichtmyelinisierte Nervenfasern, die die Organe unterhalb des Zwerchfelles regulieren) die wichtigsten Organe wie Gehirn, Herz und Lunge, Magen und Darm miteinander verbindet. Die nichtmyelinisierten Nervenfasern des Vagus gehören entwicklungsgeschichtlich dem älteren System (der Wirbeltiere) an und sorgen für Homöostase – vorausgesetzt, dass sich der Organismus in Sicherheit befindet. Befindet er sich in Gefahr, sorgt das System dafür, dass durch Herunterfahren seiner Funktionen der Organismus immobilisiert wird, seine wesentlichen metabolischen Ressourcen aber erhalten bleiben, damit das Überleben gesichert ist. Äußerlich zeigt sich dies in einem Zusammenbruch, einem »Shutdown« (Reptilien erstarren, beim Menschen findet der Zusammenbruch beispielsweise durch Ohnmacht, Gefühllosigkeit Ausdruck).

Die myelinisierten Nervenfasern des Vagus, die nur bei Säugetieren und Menschen zu finden sind, wirken den aktivierenden sympathischen Nervenfasern entgegen und bringen den Organismus auf sein Ausgangsniveau zurück. Sie steuern auch die Gesichts- und Kopfmuskeln. Wenn das Verteidigungsverhalten einer Person nachlässt, beginnt sie unwillkürlich zu lächeln. Wenn aber die Regulation entwicklungsgeschichtlich neuerer Schaltkreise durch Traumatisierung gestört ist, werden Menschen zu »defensiven Kampf-Flucht-Maschinen« (Porges 2017), solange sie sich bewegen, aktiv sein können. Ist Letzteres nicht möglich, greifen ältere Schaltkreise ein, und es wird der Shutdown eingeleitet, der Mensch erstarrt, dissoziiert oder wird ohnmächtig (Schockzustand).

Die Polyvagal-Theorie lehrt, dass das autonome Nervensystem (ANS) aus drei Subsystemen besteht, die hierarchisch organisiert sind. Die jeweils neueren Systeme (bestehend aus myelinisierten Nervenfasern) hemmen die älteren Subsysteme (bestehend aus nichtmyelinisierten Fasern).

Porges Polyvagal-Theorie erklärt, warum ein freundliches Gesicht, ein Lächeln oder eine beruhigende, eine weibliche Stimme (frequenzhöher als die männliche) sich auf unser Gefühl auswirken kann und Sicherheit vermittelt. Sie erklärt, dass das Wissen, dass wir von Menschen, die wir lieben und achten, gesehen und gehört werden, ein Gefühl der Sicherheit und Geborgenheit geben kann (van der Kolk 2015), unser Defensivverhalten abschwächt. Nimmt jedoch die Gefahr zu oder besteht gar Lebensgefahr, sorgt das sympathische System für Kampf- oder Fluchtverhalten; wenn dies dem sympathischen System nicht möglich ist, wird das alte System der Immobilisierung aktiviert.

Wenn wir im Einklang sind mit einem anderen Menschen, mildert das unsere von Angst und Panik geprägten Zustände, unsere Desorientiertheit und unser inneres Chaos.

Porges (2017) spricht in diesem Zusammenhang von einem System für soziales Engagement. Wir Menschen besäßen eine biologisch basierte Notwendigkeit, mit anderen Menschen in Verbindung zu treten und mit ihnen gemeinsam unseren physiologischen Zustand zu regulieren. Wie wir einander anschauten, sei es ein wichtiger Ausdruck unserer Fähigkeit, wie wir zu anderen in Beziehung träten. Therapeuten könnten, wenn sie sich selbst in einem ruhigen physiologischen Zustand befänden, dem Patienten in der Therapiestunde signalisieren, dass die aktuelle Situation für ihn sicher und gefahrlos sei. Wenn der Patient sich vergewissert habe, dass ihm keine aktuelle Gefahr drohe, könne sich sein autonomes Nervensystem beruhigen. Die ventralen Anteile des Vagusnerven, die auch unsere Gesichtsmuskulatur beeinflussen und beispielsweise das Lächeln um unseren Mund initiieren, sorgten dafür, dass wir unsere eigenen Defensivreaktionen *und* die unseres Mitmenschen in der Begegnung mit dem andern deaktivierten.

In Verbindung mit dem Abbau körperlicher Anspannung (durch Atemübungen, Bewegungsübungen, Entspannungsmeditationen) können, so Porges, sich das Wohlbefinden verbessern, Gesundheit bzw. Genesung sowie Wachstum gefördert werden.

In der unbewussten Kommunikation des Therapeuten – das heißt in seinen sich mitteilenden Gefühlszuständen, in seiner Stimme, seiner Körperhaltung, seinen physiologischen Antworten – liegt die hauptsächliche Wirkung seiner therapeutischen Arbeit (Frederick 2010).

Danksagung

Ich möchte zuerst meinen Patienten danken, mit denen ich in jahrelanger ärztlicher und psychotherapeutischer Arbeit Kummer, Leid und Schmerz getragen habe. Ich danke ihnen allen für ihr Vertrauen und die langjährige Zusammenarbeit, besonders für die Überlassung ihrer Gedichte und autobiografischen Aussagen.

Ich danke meiner Familie, meinen Kindern für ihr Verständnis, wenn ich während meiner langjährigen klinischen Tätigkeit nicht immer ansprechbar war, und meinem Mann Klaus besonders für seine kritischen Kommentare bei der Verfassung des Manuskripts.

Ich danke neben vielen anderen vor allem meinen Lehrern Bernhard Trenkle, Dirk Revenstorf und Burkhard Peter, die mich in die hypnotherapeutische Lehre nach Milton Erickson eingeführt haben, Gunther Schmidt für die Einführung in die hypnosystemische Traumatherapie. Ich danke ihnen für die Bereicherung, die ich durch sie in vielen Jahren der Begegnungen erfahren habe. Ich danke meinem Lehrer Woltemade Hartman, der mich zu Beginn meiner psychotherapeutischen Arbeit mit traumatisierten Patienten in die »Heilung des geteilten Selbst« einführte, später in die Ego-State-Arbeit und die somatische Ego-State-Therapie; Claire Frederick und Maggie Phillips, Kai Fritzsche, deren jeweilige Seminare ich besuchen durfte; Luise Reddemann, bei der ich den psychodynamischen Ansatz PITT ein Jahr lang lernte. Die Autoren und Traumaspezialisten Bessel van der Kolk, Peter A. Levine, Daniel Siegel, Robert Scaer, Stephen W. Porges und Ellert Nijenhuis haben mich tief beeindruckt und mich in meiner seit Jahren praktizierten intuitiven Vorgehensweise bestärkt und gaben mir die Sicherheit, es richtig gemacht zu haben.

Dem gesamten Team des Carl-Auer-Verlages möchte ich für das mir entgegengebrachte Vertrauen und die Unterstützung danken, besonders Ralf Holtzmann dafür, diese Einführung schreiben zu können. Ich danke Uli Wetz für sein für mich außerordentlich hilfreiches Lektorat, insbesondere dafür, mich mit sprachlichem Feingefühl darauf aufmerksam gemacht zu haben, meine Gedanken, meine Überlegungen für meine Leser verständlicher und präziser zu formulieren.

Literatur

Allione, T. (2009): Den Dämonen Nahrung geben. Buddhistische Techniken zur Konfliktlösung. München (Arkana).

American Psychiatric Association (1994): Diagnostic and Statistical Manual of Mental Disorders (DSM-IV). Washington, DC/Arlington (American Psychiatric Publishing), 4. ed. 2000.

American Psychiatric Association (2013): Diagnostic and Statistical Manual of Mental Disorders (DSM-V). Washington, DC/Arlington (American Psychiatric Publishing).

Bovin, M. J., B. P. Marx, F. W. Weathers et al. (2016): Psychosometric properties of the PTSD checklist for diagnostic and statistical manual of mental disorders (5th ed., PCL-5) in veterans. Psychological Assesses 28: 1379–1391.

Bohne, M. (2010): Klopfen mit PEP. Prozess- und Embodimentfokussierte Psychologie in Therapie und Coaching. Heidelberg (Carl-Auer), 3. Aufl. 2016.

Brink, E. van den u. F. Koster (2012): Mitfühlend leben. Mit Selbst-Mitgefühl und Achtsamkeit die seelische Gesundheit stärken. Mindfulness-based compassionate Living – MBCL. München (Kösel).

Brom, D. et al. (1989): Brief psychotherapy for posttraumatic stress disorders. Consult and Clinical Psychology 57 (5): 607–612.

Brown, K. W. a. R. M. Ryan (2003): The benefit of being present.

Mindfulness and its role in psychological well-being. *Journal of Personality and Social Psychology* 84 (4): 822–848.

Buber, M. (1923): Ich und Du. Stuttgart (Reclam).

Burkhardt, F. (1975–1988): The works of William James. (17 books) Cambridge, MA (Harvard University Press).

Butollo, W. u. M. Hagl (2003): Trauma, Selbst und Therapie. Konzept und Kontroversen in der Psychotraumatologie. (Klinische Praxis.) Bern (Hans Huber).

Choppich, E. J. u. M. Paul (2009): Aussöhnung mit dem inneren Kind. Berlin (Ullstein).

Church, D. (2014): The EFT manual. Santa Rosa, CA (Energy Psychology Press).

Diegelmann, C. (Hrsg.) (2009): Trauma und Krise bewältigen. Psychotherapie mit TRUST. Stuttgart (Klett-Cotta).

Dilling, H., W. Mombeur u. M. H. Schmidt (Hrsg.) (2004): Internationale Klassifikation psychischer Störungen: ICD-10, Kapitel V (F). Bern (Huber).

Emmerson, G. (2003): Ego state therapy. Camarthen, Wales (Crown House).

Erickson, M. H. u. E. L. Rossi (1997): Hypnotherapie. Aufbau, Beispiele, Forschungen. München (Pfeiffer).

Federn, P. (1952): Ego psychology and the psychoses. New York (Basic Books).

Fischer, G. u. P. Riedesser (2003): Lehrbuch der Psychotraumatologie. München (Ernst Reinhardt).

Frederick, C. (2010): Post-modern development repair for complex post-traumatic stress disorder and dissociative patients. (Third World Congress on Ego-State Therapy, Paper, Pretoria, Februar 2010.)

Frith, C. (2010): Wie unser Gehirn die Welt erschafft. Berlin/Heidelberg/New York (Springer), 5. Aufl.

Fritzsche, K. (2013): Praxis der Ego-State-Therapie. Heidelberg (Carl-Auer), 2. Aufl. 2014.

Fritzsche, K. u. W. Hartman (2010): Einführung in die Ego-State-Therapie. Heidelberg (Carl-Auer), 3., überarb. Aufl. 2016.

Gallo, F. P. (2002): Handbuch der Energetischen Psychotherapie. Kirchzarten (VAK).

Gallo, F. P. (2009): Energetische Selbstbehandlung. Durch Meridianklopfen traumatische Erfahrungen heilen. München (Kösel).

Gendlin, E. T. (1998): Focusing. Technik der Selbsthilfe bei der Lösung persönlicher Probleme. Reinbek bei Hamburg (Rowohlt), 4. Aufl. 2004.

Gendlin, E. T. u. J. Witschko (2004): Fokussing in der Praxis. Stuttgart (Pfeiffer bei Klett-Cotta).

Godard, H. (1994): Le gèste manquant. *Revue international de Psychoanalyse* (5): 63–75.

Graig, G. (2011): The EFT manual. (Energy Psychology Press).

Grawe, K. (1998): Psychologische Therapie. Göttingen (Hogrefe).

Grawe, K. (2004): Neuropsychotherapie. Göttingen (Hogrefe).

Hanson, R. u. R. Mendius, (2010): Das Gehirn eines Buddha. Die angewandte Neurowissenschaft von Glück, Liebe und Weisheit. Freiburg (Arbor).

Hartman, W. (2004): Die Heilung des geteilten Selbst. (Ausbildungsunterlagen für den Workshop des Milton-Erickson-Instituts – MEI, Rottweil, November 2004.)

Hartman, W. (2017a): Body Trance. Embodiment und Hypnose bei komplexen Traumata. (Ausbildungsunterlagen für den Workshop der Jahrestagung der Milton-Erickson-Gesellschaft – MEG, Bad Kissingen, März 2001.)

Hartman, W. (2017b): Somatische Ego-State Therapie. (Arbeitsunterlagen für den Workshop des Trauma-Instituts Süddeutschland – TIS, München, August 2017.)

Henderson, S., G. Andrews a. W. Wall (2000): Australia's mental health. An overview of the general population survey. *Australian and New Zealand Journal of Psychiatry* 34 (2): 197–205.

Hilgard, E. R. (1984): The hidden observer and multiple personality. *International Journal of Clinical and Experimental Hypnosis* 32 (2): 248–253.

Horowitz, M. J. et al. (1980): Signs and symptoms of posttraumatic stress disorder. *Archives of General Psychiatry* 37 (1): 85–92.

Hüther, G. (1997): Biologie der Angst. Göttingen (Vandenhoeck & Ruprecht), 12. Aufl. 2014.

Janet, P. (1887): L'anesthésie systematisée et la dissociation des phenomènes psychologiques. *Revue philosophique* 23 (1): 449–472.

Janet, P. (1907): The major symptoms of hysteria. New York (Macmillan).

Janet, P. (1926): Les states de l'évolution psychologique. Paris (Chaline-Maloine).

Kabat-Zinn, J. (1990): Gesund durch Meditation. München (Knaur).

Khan, M. M. R. (1963): The concept of cumulative trauma. In: M. M. Khan, R. (ed.) (1974): The privacy of the self. London (Hogarth).

Kolk, B. A. van der (2014): The body keeps the score. Brain, mind, and body in the healing of trauma. New York (Viking).

Kolk, B. A. van der (2015): Verkörperter Schrecken. Traumaspuren in Gehirn, Geist und Körper und wie man sie heilen kann. Lichtenau (Probst), 2. Aufl. 2016.

Leuner, H. u. G. Bartl (Hrsg.) (1993): Katathymes Bilderleben in der therapeutischen Praxis. Stuttgart (Schattauer).

James, W. (1890): The principles of psychology. (2 books.) New York (Holt and Macmillan).

Levine, P. A. (1986): Stress. In: M. Coles, E. Douchin a. S. Porges (eds.): Psychophysiology, systems, processes, and application. New York (Guilford), pp. 351–353.

Levine, P. A. (1991): The body as healer. A revisioning of trauma and anxiety. In: M. Sheets-Johnstone (ed.): Giving the body its due. Stonybrook/New York (State University of New York Press).

Levine, P. A. (1999): Trauma-Heilung. Das Erwachen des Tigers. Essen (Synthesis).

Levine, P. (2010): In an unspoken voice: How the body releases trauma and restores goodness. Berkeley, CA (North Atlantic Books).

Levine, P. A. (2011): Sprache ohne Worte. München (Kösel).

Levine, P. A. (2015): Trauma and memory. Brain and body in a search for the living past. Berkeley (North Atlantic).

Longo, D. L. (ed.) (2017): Post-traumatic stress disorder. *New England Journal of Medicine* 376: 2459–2469.

Maclean, P. (1990): The triune brain in evolution. role in paleocerebral functions. New York (Plenum).

Maragkos, M. u. W. Butollo (2006a): Mehrphasige integrative Therapie der Posttraumatischen Belastungsstörung. *Psychotherapie im Dialog* 4: 408–412.

Maragkos, M. u. W. Butollo (2006b): Mehrphasige integrative Traumatherapie nach Vergewaltigung. *Sexuologie* 13 (1): 24–36.

Markowitsch, H. (2009): Das Gedächtnis. Entwicklungen, Funktionen, Störungen. München (C. H. Beck).

McGlone, F. (2016): Affective touch and the neurophysiology of CT afferents. Berlin/Heidelberg/New York (Springer).

McGlone, F. et al. (2014): Discriminative and afferent touch. Sensing and feeling. *Neuron* 82 (4): 737–755.

Nijenhuis, E. (2016): Die Trauma-Trinität. Ignoranz – Fragilität – Kontrolle. Göttingen (Vandenhoeck & Ruprecht).

Odgen, P. (2010): Trauma und Körper. Paderborn (Junfermann).

Oeser, E. (2002): Geschichte der Hirnforschung. Von der Antike bis zur Gegenwart. Darmstadt (Wissenschaftliche Buchgesellschaft), 2., erw. Aufl. 2010.

Peichl, J. (2015): Hypno-analytische Teilearbeit. Ego-State-Therapie mit inneren Selbstanteilen. Stuttgart (Klett-Cotta), 2. Aufl.

Peter, B. (2006a): Einführung in die Hypnotherapie. Heidelberg (Carl-Auer), 3. Aufl. 2015.

Peter, B. (2006b): Hypnotherapie bei der Behandlung von posttraumatischer Belastungsstörung. In: A. Maercker u. R. Rosner (Hrsg.): Psychotherapie der Posttraumatischen Belastungsstörung. Stuttgart (Thieme), S. 141–155.

Peter, B. (2009): Hypnose und die Konstruktion von Wirklichkeit. In: D. Revenstorf u. B. Peter (Hrsg.): Hypnose in Psychotherapie, Psychosomatik und Medizin. Heidelberg (Springer).

Phillips, M. u. C. Frederick (2003): Handbuch der Hypnotherapie bei posttraumatischen und dissoziativen Störungen. Heidelberg (Carl-Auer), 3. Aufl. 2015.

Pieper, G. u. J. Bengel (2008): Traumatherapie in sieben Stufen. Ein kognitiv-behaviorales Behandlungsmanual (SBK). Bern (Hogrefe).

Porges, S. W. (2010): Die Polyvagal-Theorie. Neurophysiologische Grundlagen der Therapie. Emotionen, Bindung, Kommunikation und Entstehung. Paderborn (Junfermann).

Porges, S. W. (2017): Die Polyvagal-Theorie und die Suche nach Sicherheit. Traumabehandlung, soziales Engagement und Bindung. Lichtenau (Probst).

Prins, A., P. Quinette, R. Kimmerling et al. (2003): The primary care PTSD Screen (PC-PTSD): Development and operating characteristics. *Primary Care Psychiatry* 9: 9–14.

Reddemann, L. (2004): Psychodynamisch-Imaginative Traumatherapie. PITT – Das Manual. Stuttgart (Pfeiffer bei Klett-Cotta).

Reddemann, L. u. U. Sachsse (2000): Traumazentrierte Psychotherapie der chronifizierten, komplexen Posttraumatischen Belastungsstörung vom Phänotyp der Borderline-Persönlichkeitsstörung. In: O. F. Kernberg, B. Dulz u. U. Sachsse (Hrsg.): Handbuch der Borderline-Störungen. Stuttgart (Schattauer), S. 555–571.

Reddemann, L., A. Hofmann u. U. Gast (Hrsg.) (2003): Therapie der dissoziativen Störungen. Stuttgart (Thieme).

Reiter, K. et al. (2016): Neurofeedback treatment and posttraumatic stress disorder. Effectiveness of neurofeedback on posttraumatic stress disorder and the optimal choice of protocol. *Journal of Nervous and Mental Disease* 204 (2): 69–77.

Revenstorf, D. (1993): Zur Theorie der Hypnose. In: D. Revenstorf (Hrsg.): Klinische Hypnose. Heidelberg (Springer), S. 98–101.

Revenstorf, D. u. B. Peter (Hrsg.) (2009): Hypnose in Psychotherapie, Psychosomatik und Medizin. Heidelberg (Springer).

Rolf, I. P. (1989): Rolfing: Strukturelle Integration. Wandel und Gleichgewicht der Körperstruktur. München (Hugendubel).

Sachsse, U. (1998): Die Bildschirmtechnik (Screen-Technik). *PTT –Traumazentrierte Psychotherapie* 2: 77–84.

Sacks, O. (2017): Der Strom des Bewusstseins. Über Kreativität und Gehirn. Reinbek bei Hamburg (Rowohlt).

Scaer, R. (2014): The body bears the burden. New York (Routledge).

Schwartz, R. (2002): Systemische Therapie mit der inneren Familie. Stuttgart (Pfeiffer).

Schmidt, G. (2017): Traumata transformieren in befreites Leben. (Workshop im Rahmen der M.E.G.-Jahrestagung »Trauma – Konflikte – Kulturen. Hypnotherapie und was uns verbindet«, Bad Kissingen, 23.–26. März 2017 Müllheim (Auditorium-Netzwerk).

Shalev, A. et al. (2012): Prevention of posttraumatic stress disorder by early treatment. Results from the Jerusalem Trauma outreach and prevention study. *Archives of General Psychiatry* 69 (2): 166–176.

Shalev, A. et al. (2017): Post-Traumatic Stress Disorder. *The New England Journal of Medicine* 376 (25): 2459–2469.

Shapiro, F. (1998): EMDR in Aktion. Die Behandlung traumatisierter Menschen. Paderborn (Junfermann).

Siegel, D. J. (2012): Mindsight. Die neue Wissenschaft der persönlichen Transformation. München (Goldmann).

Spiering, K. (1996): »ZUHAUSE«. In: E. van den Brink u. F. Koster (Hrsg.) (2012): Mitfühlend leben. Mit Selbstgefühl und Achtsamkeit die seelische Gesundheit stärken (Mindfulness based compassionate living – MBCL.) München (Kösel), S. 57.

Stein, D. J. et al. (2014): DSM-5 and ICD-11 – Definitions of posttraumatic stress disorder. Investigating »narrow« and »broad« approaches. *Depression and Anxiety* 31 (6): 494–505.

Terr, L. (1990): Too scared to cry. Psychic trauma in childhood. New York (Basic Books).

Terr, L. (1995): Childhood traumas. An outline and an overview. In: G. S. Everly a. J. M. Lating (eds.): Psychotraumatology. Key papers and core concepts in post-traumatic stress. New York (Springer), pp. 301–319.

Terr, L. (1997): Schreckliches Vergessen, heilsames Erinnern. Traumatische Erfahrungen drängen ans Licht. München (Droemer Knaur).

Watkins, J. G. (1978): The therapeutic self. New York (Human Sciences).

Watkins, J. G. a. H. H. Watkins (1979): The theory and practice of ego-state therapy. In: H. Grayson (ed.): Short term approaches to psychotherapy. New York (Wiley), pp. 176–220.

Watkins, J. G. a. H. H. Watkins (1988): The management of malevolent ego-states in multiple personality disorder. *Dissociation: Progress in the Dissociative Disorders* 1 (1): 67–71.

Watkins, J. G. a. H. H. Watkins (1991): Hypnosis and ego-state therapy. In: P. A. Keller a. S. R. Heyman (eds.): Innovation in clinical practise. (Vol. 10.) Sarasota (Professional Resources Exchange), pp. 23–37.

Watkins, J. G. a. H. H. Watkins (2003): Ego-States – Theorie und Therapie. Ein Handbuch. Heidelberg (Carl-Auer), 3., unveränd. Aufl. 2012.

World Health Organization (2016): Internationale Klassifikation psychischer Störungen (ICD-10) , Kapitel V (F). Göttingen (Hogrefe).

World Health Organization (2018): International classification of diseases for mortality and morbidity statistics (ICD-11). Geneva (WHO).

Wöller, W. (2013): Trauma und Persönlichkeitsstörungen. Ressourcenbasierte Psychodynamische Therapie (RPT) traumabedingter Persönlichkeitsstörungen. Stuttgart (Schattauer), 2., überarb. Aufl. 2013.

Zanotta, S. (2018): Wieder ganz werden. Traumaheilung mit Ego-State-Therapie und Körperwissen. Heidelberg (Carl-Auer).

Über die Autorin

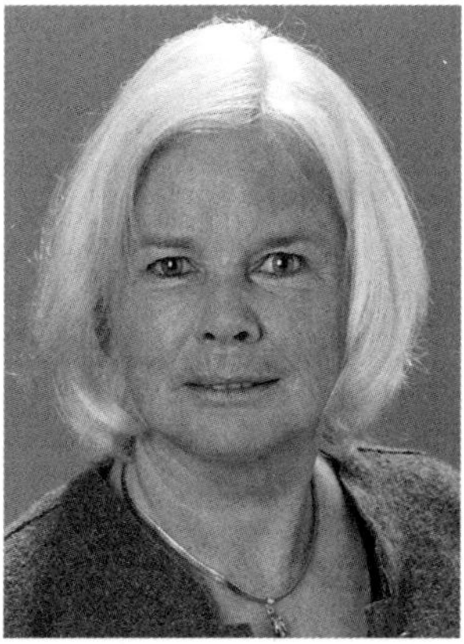

Brigitte Hüllemann, Dr. med., Fachärztin für Innere Medizin, Psychosomatische und Psychotherapeutische Medizin; Weiterbildungen in tiefenpsychologischer Psychotherapie, Familientherapie, systemischer Therapie, Hypnotherapie, Energetischer Therapie, Psychodynamisch-imaginativer Traumatherapie (PITT), Ego-State-Therapie und Somatischer Ego-State-Therapie; langjährige klinische Tätigkeit in unterschiedlichen Abteilungen (Psychiatrie, Kardiologie, Onkologie, Psychosomatik); heute in privater Praxis am Chiemsee niedergelassen.